女と男
なぜわかりあえないのか

橘 玲

文春新書

1265

はじめに　性の基本は女、オスは「寄生虫」

『女と男』というタイトルに「あざとい」というお叱りがあることはわかっているが、これにはふたつの理由がある。

ひとつは、「性の基本は女である」こと。受精卵を男の子にするのはY染色体のなかのSRY遺伝子（Y染色体性決定領域遺伝子）という微細なDNAで、受胎後5週目ごろから活動をはじめ、性腺を精巣につくり変える。6週目ごろには精巣からテストステロンなどの男性ホルモンが分泌され、未分化の性器結節からペニスが発達し、尿道ヒダが癒着して陰嚢になる。

では逆に、なにが受精卵を女の子にするのだろうか。そのこたえは「放っておけばいい」だ。

Y染色体を持っていても、SRY遺伝子が機能しないか、テストステロンの受容体が欠落している（AIS／アンドロゲン不応症候群）と、胎児は女性として成長する。外性器

（ヴァギナ）も正常な女性と同じなので本人も親も気づかないが、思春期になっても初潮がないため、調べると子宮も卵巣もないことが判明する。

　ＡＩＳのひとはＸＹ型（男）の性染色体を持つが、性自認（ジェンダー・アイデンティティ）は例外なく女だ。思春期には乳房がふくらみ、男性に性的魅力を感じ、多くは結婚して養子を迎え母親になる。唯一の特徴は男性並みに背が高いことで、スーパーモデルのなかにはＡＩＳを噂される者が何人もいるらしい。

　聖書には、アダムの肋骨からイヴがつくられ、エデンの園で暮らすようになったと書いてある。だが生物学的にはこれは逆で、イヴ（メス）からアダム（オス）が分岐したのだ。

もうひとつの理由は、それにもかかわらず、これまでの心理学がずっと男を基本にしてきたことだ。

　アメリカにおいてすら１９７０年代まで心理学者のほとんどは男で、男の被験者を対象に研究が行なわれていた。男女には生殖器以外なんのちがいもなく、女は「小さな（あるいは劣った）男」と見なされていたのだ。なぜなら、女は生理周期によって実験結果が変動し、〝観察対象〟として相応しくないから。

　本書に登場する多くの女性研究者は、こうした「男性中心主義」に反発し、さまざまな実験によって「男と女はちがう」、すなわち「女は男の（劣化した）コピーではない」という科学的事実を証明してきた。

「男女平等」の世の中では、「男と女は同じでなければならない」とされている。これは一般に「政治的正しさ（Political Correctness／ＰＣ）」と呼ばれている。

これについての私の意見はシンプルで、「男と女は生物学的にちがっているが、平等の権利を持っている」になる。多様性を無視し、「同じ」でなければ人権は与えられないという考え方が差別的なのだ。

「一人ひとり個性があるのだから、性別という属性だけで相手を決めつけることはできない」という意見もあるだろう。これはたしかにそのとおりだが、だからといって「男らしさ」「女らしさ」が否定されるわけではない。

生得的な性差の研究に対して、「男女の遺伝的なちがいよりも、男集団や女集団の遺伝的なばらつきの方が大きい」との批判がある。どういうことなのか、これを「見える化」したのが図表①だ。

性染色体で男性（ＸＹ型）と女性（ＸＸ型）を分けると、それぞれの集団は正規分布し

［図表①］男らしさ／女らしさの分布

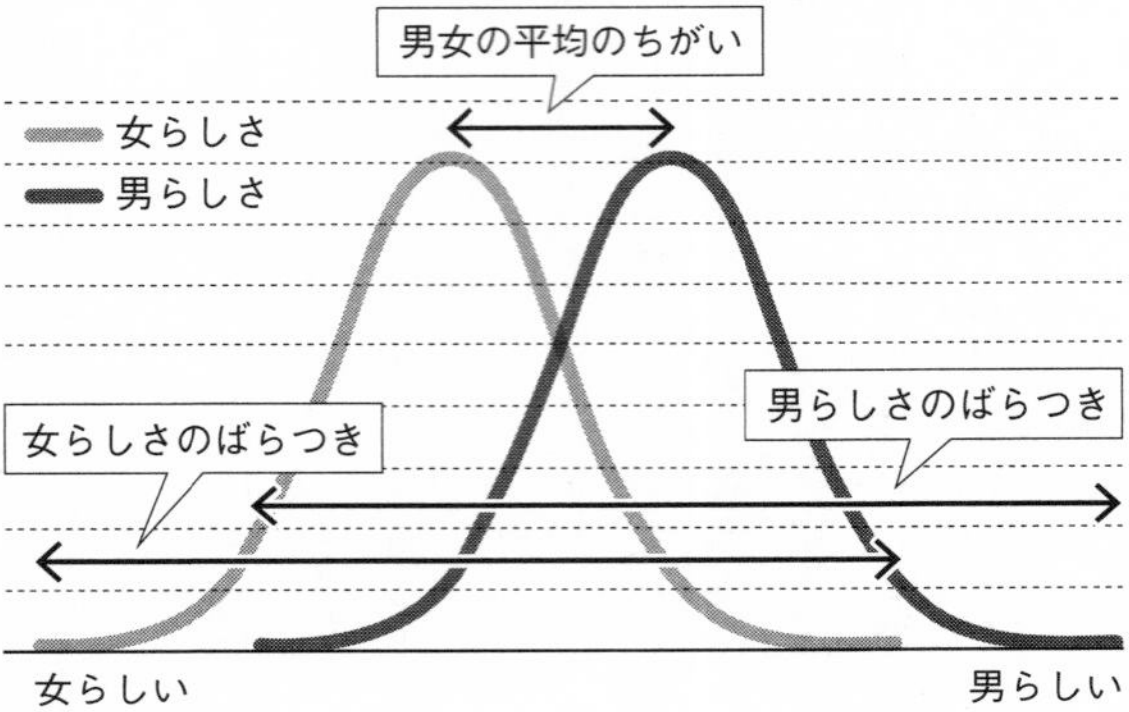

ている。これは「ベルカーブ」とも呼ばれていて、右に行くほど男らしく、左に行くほど女らしい。行動の性差はホルモンの強い影響を受けているから、テストステロン（男らしさ）とエストロゲン（女らしさ）のちがいともいえる。

男らしさ、女らしさは0と1のような二項対立ではなく、連続体として重なり合っている。性差というのは、定義上、「平均的な男」と「平均的な女」の統計的な差異のことだ。

その一方で、女集団には「男っぽい女性（右端）」から「女っぽい女性（左端）」まで、男集団にも「男っぽい男性（右端）」から「女っぽい男性（左端）」まで、さまざまな個性がある。「集団内のちがい（ベルカーブの幅）」の方が、「集団間のちがい（平均値の幅）」よりも大きいのだ。

ここまではきわめてまっとうな理屈だが、問題なのは、「だから男女の生物学的な性差など論じる意味がない」という奇妙な結論に飛びつくひとがいることだ。それも、ものすごくたくさん。

「男らしさ、女らしさは文化的・社会的につくられた」という立場が「社会構築主義」で、「男女に生得的な性差があったとしても、そのちがいはわずかだ」と強調する。これも間違いではないものの、そのわずかな性差に男女で一貫した傾向があった場合、それが累積して大きなちがいになる。

（全盛期の）イチローと実業団野球の最優秀選手を比べると、遠投能力にわずかなちがいしかなかったとしよう。これは「事実」だが、それを根拠に「イチローと実業団の選手の年俸が何百倍もちがうのは差別だ」と主張したとしたらどうだろう。ほとんどのひとは、荒唐無稽な話と笑い飛ばすか、頭のネジがどこか外れているのではないかと疑うだろう。

イチローと実業団野球の選手では、走力、俊敏性、集中力など、さまざまな能力で一貫したた（わずかな）ちがいがある。それが累積して、何百倍もの年俸の差を正当化するだけのアスリートとしての大きな差が生まれるのだ。

男と女も同様に、空間把握能力、言語運用能力、共感力、攻撃性などに（わずかな）ちがいがあるが、その傾向は一貫しており、それが累積して、私たちが当たり前に受け入れている「男らしさ」「女らしさ」になる。[1]——ただしこれは、それらが社会的な影響を受けていることを否定するものではない。

理屈っぽい話はこのくらいにして、本書では男と女の性愛のちがいについて、誰でも楽しんで読める研究を選んで紹介した。「なるほど」とうなずくものもあれば、「そんなわけない」と怒り出す話もあるだろうが、そんなときは自分で確かめられるよう原論文を参照可能にしている。

ここまで読んで気づいた方もいるだろうが、タイトルは『女と男』でも、文章のうえでは「男と女」を使っている。内心、忸怩たるものはあるが、「女男差」「女男平等」はやはりおかしいので、社会構築主義者が批判する「男性中心主義」に屈することになった。

生物学的にいうならば、オスとメスによる両性生殖が進化したのは、グループ間で遺伝子を効率的に交換できるからだ。それぞれの個体に遺伝的多様性がないと、寄生虫、細菌、ウイルスに感染したときに種ごと絶滅してしまう。

そのように考えれば、オスの役割は（子孫を産む）メスに遺伝的な多様性を付加することしかない。神経科学者のサイモン・ルベイはここから、「オスはメスにとって寄生虫とさして変わりはない」と述べた。[2]
かくいう私も「寄生虫」の一匹なので、不手際をご容赦願いたい。

1 Charles Murray（2020）*Human Diversity: The Biology of Gender, Race, and Class*, Twelve
2 サイモン・ルベイ『脳が決める男と女　性の起源とジェンダー・アイデンティティ』文光堂

女と男　なぜわかりあえないのか　目次

1. 男と女の欲望はなぜすれちがうのか？

■女性が魅力的だと思う男性の年齢を「見える化」

面倒な話は後回しにして、まずは図表②をご覧いただきたい。女性が魅力的だと思う男性の年齢を「見える化」したものだ。

縦軸が女性の年齢で、それぞれの年の女性がもっとも魅力的だと思う男性の年齢が横軸で示されている。対角線（点線）は男女の年齢が同じラインで、20歳の女性が20歳の男性に、50歳の女性が50歳の男性に魅力を感じるとしたら、この線上に数字が並ぶことになる。

図を見ればわかるように、20代の女性は自分よりすこし年上の男性を魅力的だと思い、30代になると同い年か、すこし年下を好む。

転機は40歳で、好みの男性の年齢は対角線を離れてほぼ垂直に並んでいる。ここから50歳手前までの女性はかなり年下（40歳前後）の男性に魅力を感じるが、49歳と50歳ではまた自分の年齢に近い男性を好むようになる。

この結果に女性の読者の多くは納得するだろうが、男性にはちょっとショックかもしれない。「女は（年齢にかかわらず）年上の男を好む」というのがこれまでの常識だったからだ。

では次に、ページをめくって図表③を見てほしい（驚かせようと思ってわざとこうした）。これは、男性が魅力的だと思う女性の年齢を「見える化」したものだ。

［図表②］女性が魅力的だと思う男性の年齢

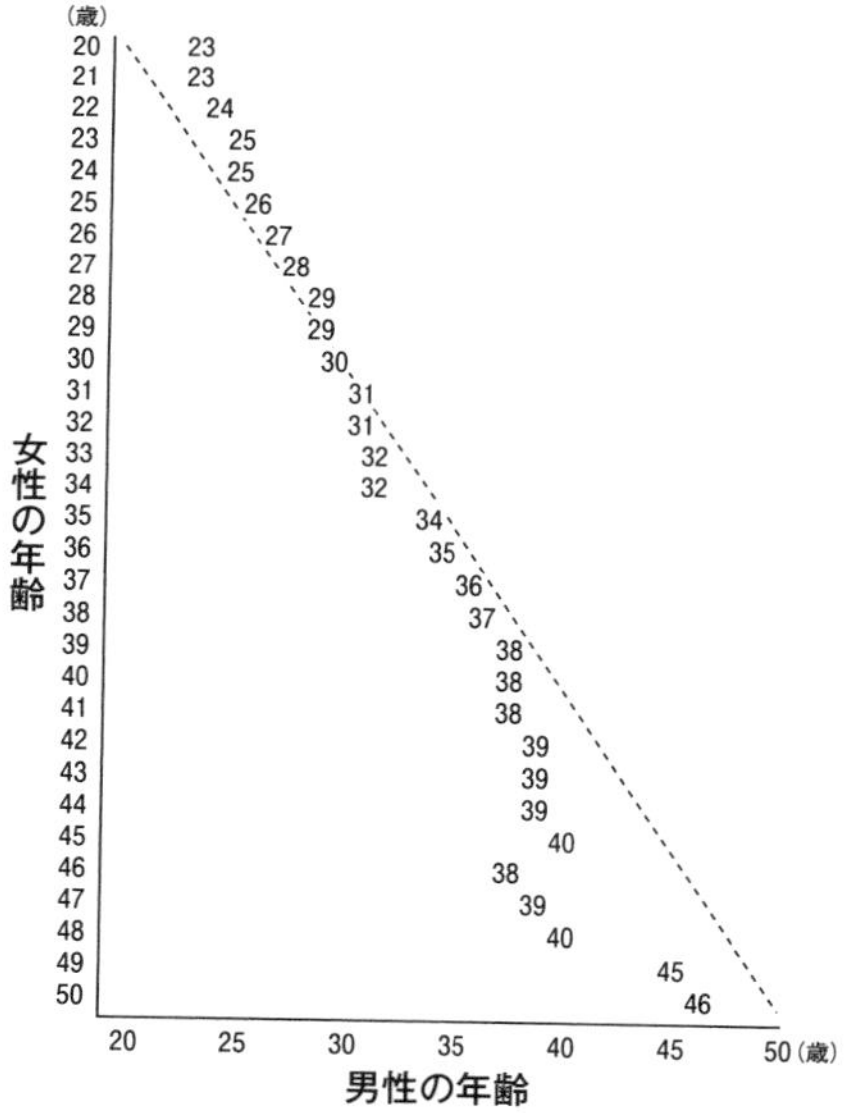

クリスチャン・ラダー『ビッグデータの残酷な現実』より作成

図の右側が大きな空白になっているのは印刷ミスではない。20歳の若者だろうが、50歳のシニアだろうが、男性が魅力的だと思う女性の年齢は20歳と21歳にかたまっていて、25歳を超えることはないのだ。

女性の読者はこの結果に愕然とするのではないだろうか。男性はおそらく心あたりがあるだろうが、「いくらなんで

［図表③］男性が魅力的だと思う女性の年齢

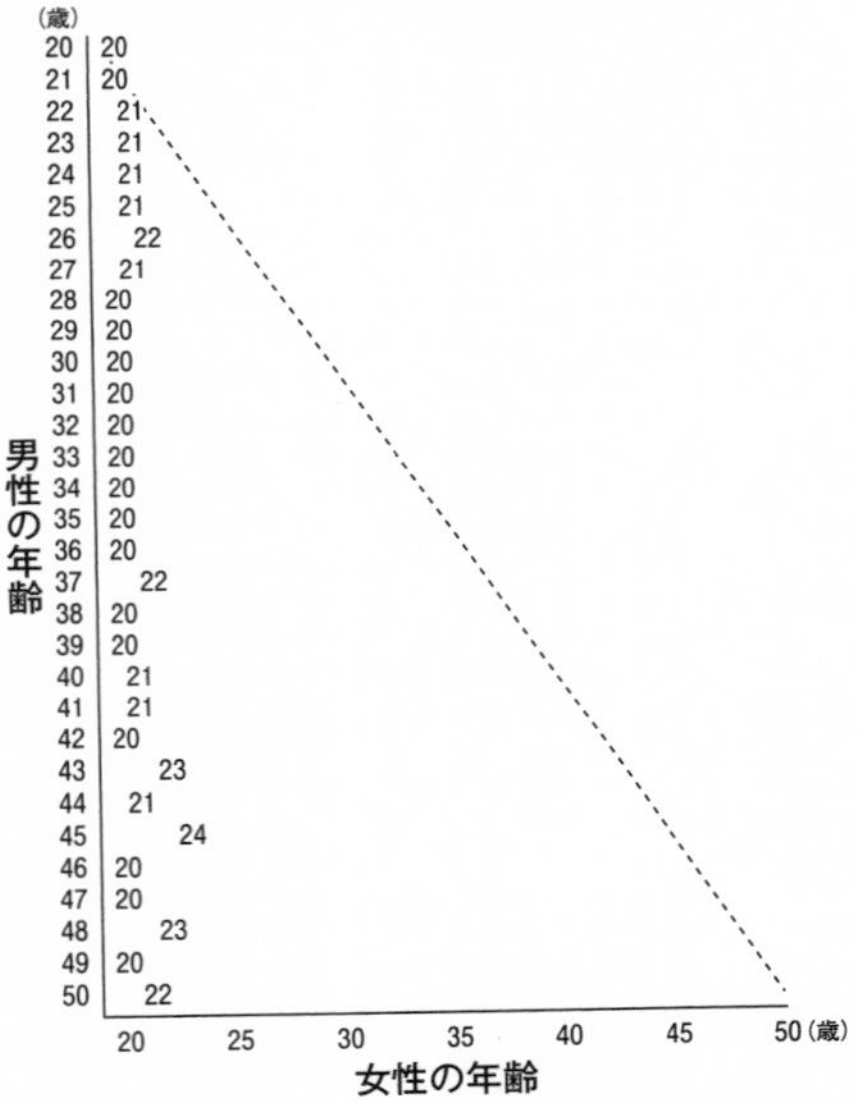

クリスチャン・ラダー『ビッグデータの残酷な現実』より作成

もここまでは……」と思うかもしれない。

悪い話を先にすると、これは1年間に1000万人が利用する婚活サイトのビッグデータを解析したもので、街頭アンケートの類とはちがって、学術的にもきわめて正確だと評価されている。[3] よい話は、この婚活サイト（Okキューピッド）の利用者がアメリカなど北米のひとたちだということだ。とはいえ、日本の男だってこんなものだろうと私は思うが。

もちろん、すべての男が小娘（失礼）にしか興味がないわけではない。そこで詳細を見てみると、興味深いことに、20代前半の若者の一部は30代半ばの女性、20代後半の一部は

40代前半の女性に魅力を感じている。

さらに興味深いのは、この「熟女志向」が30歳を過ぎると消失することだ。それ以降、男性の興味の大半は20代の女性に集まり、年上でもせいぜい30代半ばまでだ。これをわかりやすくいうと、「30歳以上の男にとって、35歳以上の女は存在しないも同然」ということになる。

■広がる年齢ギャップ

女性の読者は、きっとここで「男ってバカだなあ」と思っただろう。10歳も20歳も年上の「おっさん」と（カネづるとして）つき合ってくれるのはキャバ嬢くらいしかいない。

たしかにそうなのだが、すこしだけ弁解させてもらうと、いくらバカな男でも理想と現実の区別くらいはついている。それを示したのが次の図表④で、婚活サイト利用者の男性が実際にメッセージ（「あなたとお近づきになりたい」）を送った女性の年齢分布だ。

この図から、男が行動を起こすときには（多少は）正気に戻ることがわかる。しかしそ

3　クリスチャン・ラダー『ハーバード数学科のデータサイエンティストが明かす　ビッグデータの残酷な現実』ダイヤモンド社

れより印象的なのは、36歳以降にできている3本の柱だ。

40歳の男がいちばん多くメッセージを送ったのは30歳の女性だが、41歳になるといきなり35歳の女性へとジャンプする。44歳の男がいちばんアプローチしたのは35歳の女性だが、45歳になると対象年齢はやはり5歳ジャンプする。


［図表④］男性がもっとも多くメッセージを送った女性の年齢

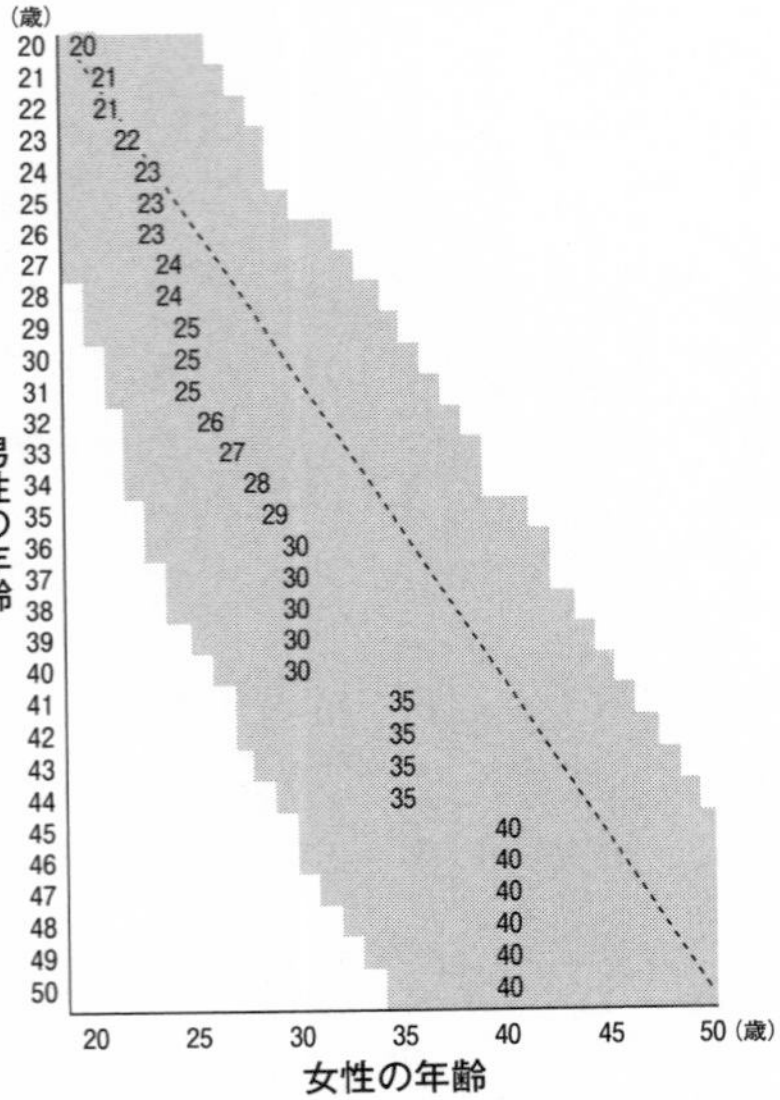

クリスチャン・ラダー『ビッグデータの残酷な現実』より作成

どうやら男は、自分の年齢を5歳刻みで意識するようだ。若い女性とつき合うのに9歳の年齢差は問題ないが、10歳差になると「ちょっと離れすぎかも」と不安になって、口説く相手の年齢を5歳調整するのだ。

最初の2つの図は、婚活サイト上のさまざまな言動から魅力的だと感じる年齢を解析したものだ。本当の気持ちというより、たんなる願望のこともあるだろう。だが図表④は、男性が実際にメッセージを送った女性の年齢をビッグデータにして解析したものだ。ウソや冗談で「つき合ってください」なんてメールは送らないだろうから、これはきわめて説得力の高い「証拠（エビデンス）」だ。

これまでも、「女は年上の男が好き」「男は若い女が好き」という漠然とした「常識」はあった。しかしこれだけでは、「40歳を過ぎると女の関心は年下の男に移る」とか、「男は5歳刻みで口説く女を変える」などということはわからない。それを解明したのがビッグデータで、たんなる経験則ではなく「根拠のある主張」だ。

「35歳を過ぎた女は結婚がむずかしくなる」といわれる。そしてエビデンスは、この理由を明快に説明する。

30代の女性は、自分と同じくらいの年齢の男性にもっとも魅力を感じている。35歳だと、30代半ばの男性を好ましいと思う。

ところがそのとき、35歳の男は自分より5歳ほど若い女性にせっせとメッセージを送っている。そしてこの行動は40歳まで変わらないから、男と女の好みはどんどん開いていく。

40歳を過ぎると、男女の好みのちがいはさらに極端になる。45歳の女は自分より5歳若い男を好むが、当の40歳の男は30歳の女を口説こうとしている。この大きな年齢ギャップを埋めるのは容易でないだろう。

婚活マーケットの特徴は、年齢が上がるにつれて、恋愛や結婚で「市場」から抜けていく男女が出ることだ。こうして同世代の「恋愛対象プール」は細っていくが、恋人のいない若い男女が新たにマーケットに参入してくる。しかしこのとき、20代の男性は同年代の女性にしか関心がないが、20代の女性は、一定の条件を満たせば、年上の男とつき合ってもいいと思っている。

この「男女の非対称性」によって、年配の女性の婚活はきわめて不利になる。男性がコンタクトを取る女性の割合を比較すると、20歳の女性に興味を持つ男性が100人いるときに、50歳の女性に興味を持つ男性は9人しかいないのだ。

誤解のないようにいっておくと、これは婚活市場において、男が圧倒的に有利で女が不利だということではない。婚活サイトは、独身の男と女をマッチングさせる。男女がほぼ同数だとするなら、どちらかの性が一方的に有利になることは数学的にあり得ない。

それでもあえていうなら、婚活に有利なグループはある。それは「20代前半の女性」と「社会的・経済的に成功した男性」だ。要するに「若い女とカネのある男はモテる」という話で、これも誰でも知っていることだろう。

■若さの市場価値

エビデンスが示す「不都合な事実」は、すべての男の関心が若い女性に極端に偏っていることだ。婚活サイトの性格上、ここでは20歳以上になっているが、年齢の制約がなくなれば、男の欲望の対象が10代の女性にまで広がっていくことは間違いない。

このことから、若い男女の「市場価値」が大きく異なることがわかる。

思春期から20代半ばまでの女性は、あらゆる年齢の男から注目を浴びる。それに対して若い男性は、同年代の女性からしか関心を持たれない。すなわち、若い女の価値はものすごく高く、若い男の価値はそれほどでもない。

ニュース番組の「年配の男性キャスターと若く魅力的な女性アシスタント」という組み合わせが典型的な性差別だとして繰り返し批判されている。これは欧米も同じで、#MeToo（ミートゥー）運動が広がったあともこの「悪習」を変えることができない。なぜなら、視聴率が落ちてしまうから。

女性は自分と同年代の男性に魅力を感じるから、メインターゲットとなる女性視聴者の年齢にちかい男性キャスターの方がいい。それに対して男性の視聴者は、若い女性にしか関心がない。これが、「年配の女性キャスターに若い男性アシスタント」の組み合わせが極端に少ない理由になっているのだろう。

こんなことをわざわざいわなくても、若い女性は自分の「市場価値」を正確に理解している。なんといっても潜在的な「顧客」は人口の半分、世界じゅうに40億人ちかくもいるのだ。他のどのような「商品」も、これほど大きなマーケットを持っていない。経済的な価値を持つこの性的魅力は「エロティック・キャピタル（エロス資本）」と呼ばれる。

だがこのとてつもなく大きな資本には「賞味期限」があり、10代半ばからの10年間が最大で、その後は急速に縮小していく。もちろんこれも、女性ならみんな知っていることだろう。

「若さ」の魅力は、YouTube、インスタグラム、TikTokなどのＳＮＳによって近年急激に膨張している。「40億人のマーケット」はもはやたんなる比喩ではなく、ごくふつうの女の子が一夜明ければ世界のセレブになっていることも夢物語ではなくなった（すくなくともその可能性はある）。

こうして、かぎられた期間に自分のエロス資本を最大限に活用しようとする若い女性が世界じゅうで大量に登場した。その目的は経済的な利益（パパ活やギャラ飲み）かもしれないし、有名になって自己実現すること（地下アイドルやユーチューバー）かもしれないが、世の中を驚かす奇妙な現象の数々は、エロス資本が特定の年齢層の女性に集中していることから経済学的に（ほぼ）説明できるだろう。

こうした主張を「差別的」と感じるひとがいるかもしれない。だがその場合は、「証拠」にもとづいて、より説得力のある解釈を示さなければならない。「いくつになっても若い女のケツを追い回す男はけしからん」と怒っても（気持ちはわかるが）現実は変わらない。

それと、これは強調しておかなくてはならないが、現代社会にはエロス資本しか持っていない若い女性が（かなりたくさん）いる。そんな彼女たちに「愛は無償であるべきだ（エロスを男にタダで提供しろ）」との道徳を強要し、エロス資本のマネタイズを禁ずるのは「搾取」以外のなにものでもない（奇妙なことに、男性優越主義者だけでなく、一部のフェミニストもこういう主張をする）。アダルトビデオや風俗業を違法にするのは、エロス資本に依存するしかない女性たちから生きる方途を奪う「虐待」だ。[4]

4 キャサリン・ハキム『エロティック・キャピタル すべてが手に入る自分磨き』共同通信社

周知のように、社会的な性差を示すジェンダーギャップ指数で日本は121位と世界最底辺に低迷している。しかしそれにもかかわらず、さまざまな調査で若い女性の幸福度は同世代の男性よりずっと高い。とりわけ大卒の若い女性は、日本社会の主流派を形成する「おっさん（壮年大卒男性）」を抑えて、現代日本でもっとも幸福度（ポジティブ感情）が高い集団だ。[5]

これを保守派は、「男が外で働き、女は家で子育てに専念する」性役割分業が日本女性を幸福にしているのだと解釈するだろうが、これには証拠がない。共働きが当たり前の北欧でも、女性の幸福度が下がっているわけではないからだ。

このパラドクスも、若い女性がとてつもなく大きなエロティック・キャピタルを持っていることで説明できるだろう。大きな金融資本（ゆたかさ）が幸福な人生につながるように、大きなエロス資本によって注目（あるいは金銭的な報酬）を得られることが幸福度を上げるのだ（たぶん）。

■「進化」の長い影

男と女の欲望はなぜこれほどちがうのか？「現代の進化論」は、「ヒトの脳が、長い進化の過程のなかでそのように〝設計〟されたからだ」と説明する。これに反発するひともたくさんいるだろうが、多くの研究者が半世紀以上にわたって膨大なエビデンスを積み上げており、現時点でこれを上回る説得力を持つ「科学」は存在しない（これからもおそらくないだろう）。

すべての生き物が後世により多くの遺伝子を残すよう「設計」されてきたとするならば、その目的は「生存」ではなく「生殖」だ。大過なく生涯を終えたとしても、生殖に失敗すればそこで遺伝子は途絶えてしまう。

オスがより多くの子どもをつくろうとすれば、限られた資源をメス全員に均等に分配するようなことはしないだろう。それより、妊娠可能な一部のメスに集中的に資源を投入した方がずっと有利だ。

このようにして、すべての女性を年齢にかかわらず平等に扱う「リベラル」な遺伝子は淘汰され、若い女性を極端に好む「差別的」な遺伝子だけが残った。そのように考えれば、50歳になっても20歳のギャルと結婚することを夢想し、現実を突きつけられてもできるだ

5　吉川徹『日本の分断　切り離される非大卒若者《レッグス》たち』光文社新書

け若い女性と交際しようとあがく男の「悲しい性《さが》」が理解できるだろう。これは「差別」の問題ではなく、進化の過程で生じた男女の「利害の不一致」という問題なのだ。

「進化」の長い影は、恋愛やセックスだけでなく、私たちの人生のあらゆる場面に及んでいる。

2. ナンパが証明した男女のちがい

■10年も公表されなかった実験結果

1978年、社会心理学の歴史に永遠に刻まれることになる有名な実験のひとつがアメリカ、フロリダの州立大学で行なわれた。

奇妙なことに、この実験の結果はその後10年ものあいだ公表されることがなかった。学会誌に何度も論文が投稿されたのだが、そのたびに掲載を拒否されたのだ。『ペントハウス』（男性向けヌード雑誌）なら扱ってくれるんじゃないか」といわれたこともある。

社会心理学者のエレイン・ハットフィールドは、「女の心理など調べる必要はない」という旧態依然としたアカデミズムの常識がずっと不満だった。そこで同僚のラッセル・クラークとともに、「男と女はちがう」ことを証明しようと試みた。[6]

彼女が実験したのは「ナンパ」だ。

6 Russell. D. Clark and Elaine Hatfield (1989) Gender Differences in Receptivity to Sexual Offers, *Journal of Psychology & Human Sexuality*

まず、社会心理学のクラスから男性4人、女性5人がボランティアのアシスタントとして選ばれた。平均年齢22歳で、清潔できちんとした身なりをしていて、容姿はふつうだ。正確には「すこし魅力に欠ける」者も「そこそこ魅力的」な者もいたが、これから説明する実験結果に容姿のちがいは関係なかった。

アシスタントたちは、雨の日と(夜に用事がありそうな)週末を避け、天気のよい平日に大学のキャンパスに出かけていった。そこで、1人でいる魅力的な異性を見かけたら、決められた手順でナンパするのだ。

声をかけるかどうかは、「チャンスがあればセックスしたいと思う」という主観的な基準で選ばれた。ナンパした相手の容姿を1(ぜんぜんイケてない)から9(ものすごくイケてる)の9段階で評価すると、平均で男子学生は7・3、女子学生は7・7になった。街を歩いていると振り返られるレベルだろう。

実験の目的は、以下の3つから任意に選ばれた科白《せりふ》にどのように反応するかを調べることだ。

①今晩、どこかに出かけない?(デート)
②今晩、僕(私)の部屋に来ない?(アパート)

③今晩、いっしょにベッドで過ごさない？（ベッド）

結果は次頁の図表⑤にまとめたが、それを見る前に自分ならどうするか想像してほしい。

あなたは大学生で、自分のことをかなり魅力的だと思っている。キャンパスの中庭のベンチに座っていると、いきなり若い男性、あるいは女性が話しかけてきた。とびきりの美男・美女というわけではないものの、さわやか系ではある。

「キャンパスで見かけてから、ずっとあなたのことが気になっていたんです。とても素敵だから」

そういわれたあとに、「デート」「アパート」「ベッド」のどれかの科白をいわれる。

答えを決めたら、実験結果を見てほしい。あなたは多数派だろうか、少数派だろうか。

実験は4年の間隔を置いて2回行なわれ、男子・女子それぞれ48人がナンパされた。表は1回目のデータだ。

まず目を引くのは、デートに応じる女子学生が半数を超えていることだろう。若くて魅力的な女の子は、男子学生から誘われると、その日の夜の予定がとくになければ、かなりの確率でデートしてもいいかなと思うようだ。１９７０年代のアメリカでは、すくなくともキャンパスでのナンパは報われたのだ。

［図表⑤］「ナンパ」の結果
（OKと答えた割合）

科白	女	男
デート	56%	50%
アパート	6%	69%
ベッド	0%	75%

R. D. Clark and E. Hatfield “Gender Differences in Receptivity to Sexual Offers” より作成

　あなたが女性なら、見知らぬ男のアパートに行くことを了承した女子学生がいることに驚くだろう。じつは研究者もこれには疑問を持って、1982年に2回目の実験を行なったところ、誘いに乗った女性は1人もいなかった。

　当然のことながら、「セックスしない？」といきなりいわれた女子学生は全員が断った。「冗談でしょ」とか、「頭おかしいんじゃないの？　ほっといてよ」と怒り出すこともあった（あとから心理学の実験であることが説明された）。

■男子の反応は？

　ここまでなら、「まあ、そんなものかな」と思うかもしれない。物議をかもしたのは、若い女性から「逆ナンパ」された男子学生の異様な反応だ。

半数がデートに応じ、半数が断るのは女子学生とほぼ同じだ。アルバイトなど、その日の夜に別の用事が入っていたのだろう。ところが、デートを断った（であろう）男子学生の4割（全体の7割）は、「私のアパートに来ない？」という誘いにはOKするのだ。

それでもまだ3割の男は、この誘惑にも耐えた。恋人とのデートなど、大事な約束があったのかもしれない。しかし潔癖なはずの学生の6人に1人は、「いっしょにベッドで過ごさない？」と誘われると、その大切な用事を喜んで放り出したのだ。

この結果に、「若い者はなっとらん」と嘆く向きもあるだろう。それでもわずかな救いは、男子学生の25％（4人に1人）が見知らぬ若い女性からのセックスの誘惑を断っていることだ。

とはいえ、彼らがみな品行方正というわけではない。何人かは「ごめん、結婚してるんだ（結婚してなければ君とセックスしたい）」と残念そうに振る舞い、「今夜はダメだけど明日の夜はどう？」「なんで夜まで待つの？　いまからしようよ」と交渉を試みた者もいた。結局、断固として誘惑をはねのけた男子学生は数えるほどしかいなかった。

アメリカの（男の）心理学者たちは当初、この結果を認めることを頑強に拒んだが、奇妙なことに自分たちで再実験して検証しようとはしなかった。その理由は、論文の主張が正しいことを（内心では）知っていたからだろう。自分だって、若い女性とセックスする機会があればよろこんで飛びつくに決まっているのだ。

その後、2000年にベルギー、デンマーク、ドイツで同様の実験が行なわれたが、結果は同じだった。日本の大学でもやってみたら面白いと思うが、おそらく似たようなものだろう。

もちろん、これにはさまざまな説明が可能だ。実験が行なわれたのはエイズ禍の前だが、女子学生は性病の危険を知っていたのかもしれない。妊娠を心配することも当然あるだろう。

だがもし見知らぬ男とのセックスを拒む理由が、性病や妊娠に対する危惧だけなら、一部の女性は、避妊を約束させるなどしてセックスの誘いに応じたはずだ。まったく同じ手法でナンパしたにもかかわらず、男と女でここまで極端に反応がちがうことは、子育てや教育、文化の影響だけでは説明できない。

妊娠・出産・子育てを考えれば、女にとってセックスのコストはものすごく高い。だからこそ、ベッドを共にする相手を慎重に品定めしなければならない。

それに対して男は、(子育ての責任を放棄するなら)セックスのコストはほぼゼロだ。だったらデートなどという面倒なことは飛ばして、いきなりセックスした方がコスパがいい。

こうして、男と女は「性戦略」が根本的に異なることが明らかになった。女は「男の劣化したコピー」などではなかったのだ。

3. 同性愛者が教えてくれる男女の性戦略

■サンフランシスコのゲイカルチャーが先行指標

心理学者のアラン・ベルはちょっと変わった経歴の持ち主で、大学で哲学と神学を学んだあと、エピスコパル派（米国聖公会）の牧師になった。離婚を機に聖職を離れると、心理学の博士号を取得して1967年、キンゼイ研究所に職を得た。

アメリカの性科学者アルフレッド・キンゼイは、白人の男女1万1240人に面接し、赤裸々な性生活を聞き出した「キンゼイ報告」を1948年と53年に発表して全米（というか全世界）に大反響を巻き起こした。

キンゼイ自身は56年に世を去ったが、彼が教鞭をとったインディアナ大学に設立されたキンゼイ研究所は性科学研究の一大拠点となっていた。60年代末は「セックス・ドラッグ・ロックンロール」のフラワーチルドレンが登場し、アメリカ人の性に対する価値観は大きく変わった。そんななか、ベルは同僚のワインバーグとともに同性愛を研究テーマに選んだ。

理由のひとつは、「白人男性の37％はすくなくとも1回以上の同性愛経験を持つ」などの「キンゼイ報告」の記述が強い批判にさらされ、再検証が求められていたからだ。

だがベルには、このテーマに個人的な思い入れがあった。ベルが牧師をしていたとき、教区にゲイの信者がいた（エピスコパル派はリベラルな宗派で、同性愛にも寛容だった）。その信者は、自分が同性愛者であることを深く恥じていた。旧約聖書（レビ記）は「女と寝るように男と寝てはならない」と記し、ヨハネの黙示録では、律法に反した者は「獣の刻印」を捺され「火と硫黄」に苦しむとされる。同性愛のキリスト教信者は、信仰から慈愛や許しを得るのではなく、神の罰をこころの底から恐れていたのだ。

リベラルな牧師であるベルは彼らに同情したが、高い教育を受けた者として、たんなるなぐさめが無意味なこともわかっていた。同性愛者に対する社会の強い偏見をただすには、彼ら／彼女たちが異性愛者と同じ「ふつうのひとたち」であることを、説得力をもって示さなくてはならないのだ。

こうしてベルは、同性愛者に対する大規模な面接調査を計画する。最初は全米主要都市で調査を行なおうとしたが、莫大な費用がかかるため断念し、調査地をサンフランシスコに決めた。

当時、西海岸ではすでにゲイリブ（ゲイ解放運動）が勃興し、独自のゲイカルチャーが花開いていた。70年代のサンフランシスコは、将来のアメリカの先行指標だと考えたのだ。ベルとワインバーグは、477人の同性愛者（ゲイとレズビアン）に会い、性生活についてインタビューした。面接はときに5時間にも及んだという。

この調査によってベルは、ステレオタイプとちがって、同性愛者の性生活も異性愛者と同じように多様であることを発見した。[7]

ベルの最大の貢献は、同性愛者に共通する養育環境や幼児期の体験はないとして、当時主流だった「社会不適応説」を明確に否定したことだ。同性愛に「子育て」や「（子どもの頃の）トラウマ」は関係ないのだ。

だが同時に、ある調査結果が物議をかもした。それはセックス相手の人数だ。

■驚きの「経験人数」

図表⑥は、ゲイとレズビアンが過去に性的関係を持った人数だ（70年代のアメリカらし

7　Alan P. Bell and Martin S. Weinberg（1978）*Homosexualities: A Study of Diversity Among Men & Women*, Simon and Schuster

［図表⑥］過去に性的関係を持った人数

パートナー数（人）	ゲイ（%）	レズビアン（%）
0	0.0	3.4
1–2	0.0	8.1
3–4	1.2	14.8
5–9	2.3	30.8
10–14	3.3	14.5
15–24	3.5	11.3
25–49	7.7	8.7
50–99	10.5	5.7
100–249	15.0	1.2
250–499	16.0	1.2
500–999	14.8	0.0
1000 以上	26.5	0.0

A. P. Bell and M. S. Weinberg *“Homosexualities”* より作成

くベルは白人と黒人を分けているが、傾向は同じなので合算して集計した）。

ひと目見てわかるように、平均的なゲイ（男性同性愛者）のパートナー数はものすごく多い。「１０００人以上」との回答が４分の１もあって、７割以上が１００人を超えている。

それに対してレズビアン（女性同性愛者）は、過去のパートナー数が５〜９人で約３分の１、３〜24人で７割を占め、１００人以上は２・４％、５００人以上はいない。

この調査結果は、ゲイが性的に奔放だという偏見（ステレオタイプ）を煽《あお》り、差別を助長するのではないか。当然のことながら批判や憤激が巻き起こったが、詳細な面接調査の結果を否定することはできなかった。

ベルが調査を行なったのはエイズ禍がゲイコミュニティを直撃する前（映画『ボヘミア

ン・ラプソディ』で描かれた頃)で、それ以降、ハイリスクな性交渉は減った。だからこそ70年代の調査ではゲイの「純粋」な性生活が明らかになったともいえる。

「性のようなきわめてプライベートな事柄で、面接でほんとうのことを語るとはいえない」との批判もあった。これも間違いないが、だからといってゲイとレズビアンの極端なちがいを説明することはできない。

だとしたらこれは、「ゲイは特殊だ」という偏見がじつは正しいことを示しているのだろうか。

だがその後、進化心理学者のドナルド・サイモンズが、男と女の性戦略のちがいからこれを説明できることを示した。[8]

哺乳類では、生殖におけるオスとメスの投資額にきわめて大きなちがいがある。オスは精子の放出にはほとんどコストがかからないが、メスは妊娠後は子宮内で赤ちゃんを育て、出産後も授乳が必要になるから、子ども1人(1匹)に対する投資額はきわめて大きい。

男にとってセックスのコストはものすごく低いから、その最適戦略は、「できるだけ多くの女とセックスする」になる。これは「乱交」だ。

8 Donald Symons(1979)*The Evolution of Human Sexuality*, Oxford University Press

それに対して、女にとってセックスのコストはものすごく高い。当然、その最適戦略は「長くつき合える男としかセックスしない」になるだろう。こちらは「純愛」だ。

「愛の不毛」を進化論的に説明するなら、「乱交」戦略の男と「純愛」戦略の女の利害対立となる。その結果、男は浮気の欲望をがまんしなければならず、女は男の浮気に耐えなくてはならない。

だがここでサイモンズは、「男と男」あるいは「女と女」の関係では、こうした利害対立が起きないことに気づいた。

これが正しいとすると、ゲイ（男同士）の性生活は「乱交」、レズビアン（女同士）は「純愛」になるはずだ。そして、ベルが調べたサンフランシスコの同性愛者の性生活は、この仮説を支持する見事な証拠を提供している。

こうした進化論的な説明はしばしば「差別的だ」と批判されるが、これはまったくの誤解だ。サイモンズは、ゲイやレズビアンは「性愛の対象が同性」という以外、異性愛者となんのちがいもないという「リベラル」な主張をしたのだから。

もちろん、こうした考え方を批判するのは自由だ。しかしその場合は、「同性愛者は異性愛者とまったくちがう」という「差別」を前提にしなくてはならない。

4.「性器が反応しても興奮しない」不思議

■腰が抜けるほどの驚くべき事実

ここで「驚くべき事実」を告げよう。すくなくとも私は、これを知ったとき腰が抜けるほど驚いた。ただし、女性の読者はそうではないかもしれない。

次のような場面を思い浮かべてほしい。

あなたは研究所の薄暗い部屋に1人で座っている。目の前にモニターが置かれていて、2分間に編集されたさまざまな動画がランダムに流される。[9]

動画にはエロティックなものと、そうでないものがあって、手元にある目盛付きダイヤルでどの程度性的欲望を感じたかを報告する。なにも感じなければゼロ、オーガズムに達するほど興奮すれば一回転させて360度だ。

モニターに映し出される動画は以下の5種類だ。

9 Meredith L. Chivers and J. Michael Bailey (2005) A sex difference in features that elicit genital response, *Biological Psychology*

①男女のセックス
②ゲイ（男性同性愛者）のセックス
③レズビアン（女性同性愛者）のセックス
④ボノボのセックス
⑤風景など何でもない動画

アフリカ中央部の熱帯雨林に住むボノボは、チンパンジーとともに人類にもっとも近い霊長類だ。「ラブ&ピースのエイプ（類人猿）」とも呼ばれ、オスとメスだけでなく、オス同士やメス同士も積極的に性的なコミュニケーションをする。

「なんだ、それだけか」と思うかもしれないが、この実験にはひとつだけふつうでないことがある。男性はペニスに、女性はヴァギナにプレチスモグラフィという器機を装着しているのだ。これは体内の血流の増減を測るもので、身体的な興奮度を知ることができる。

あなたが異性愛者の男性なら、結果は調べるまでもないと思うだろう。興奮するのは男女のセックスとレズビアンのセックスで、ゲイのセックスなど見たくもなく、ボノボにいたってはなんのためにそんなものを見せられるのかわからない。

男性被験者の結果を示したのが図表⑦-Aで、縦軸が興奮度、横軸が性的刺激だ。

［図表⑦-A］男性の興奮度

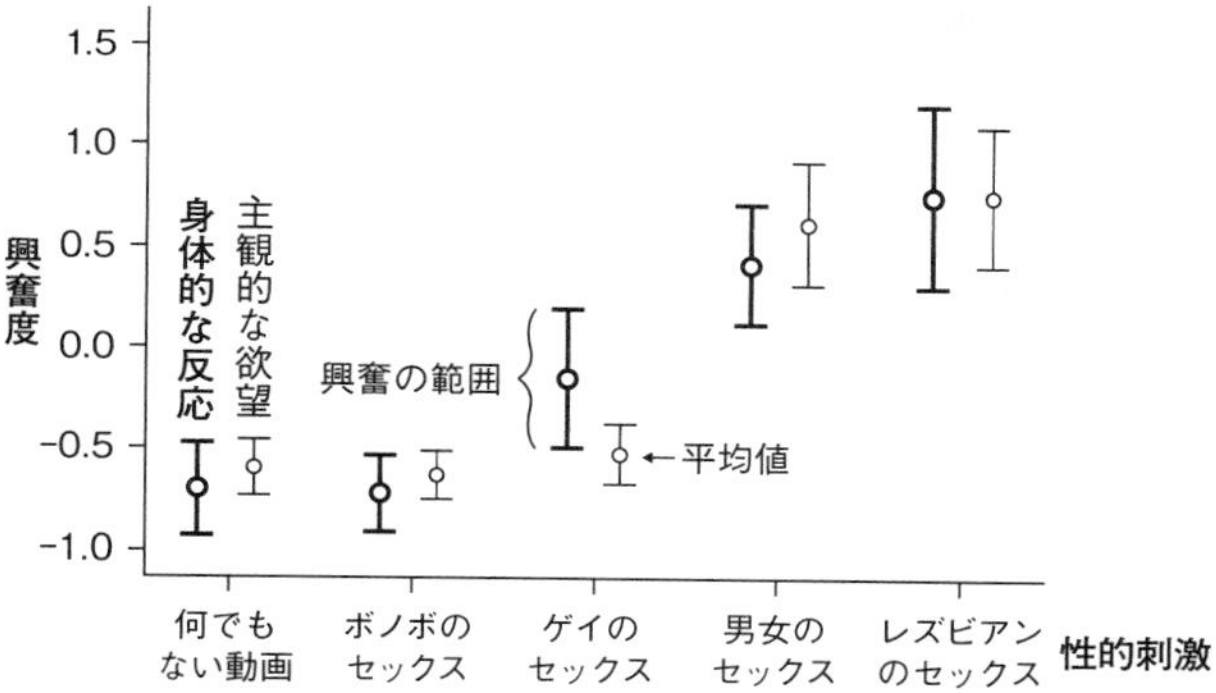

M. L. Chivers and J. M. Bailey “A sex difference in features that elicit genital response” より作成

これを見るとわかるように、男性は、何でもない動画、ボノボのセックス、ゲイのセックスには主観的には欲情せず、男女のセックスとレズビアンのセックスに興奮した。

一方、身体的な興奮度はというと、ゲイのセックスでも若干ペニスの血流が増加している。

異性愛者の男性がゲイのセックスに身体的には（わずかに）興奮しながら、そのことを主観的には否定するのは、「ホモフォビア（ゲイ恐怖）」を示しているようで興味深いが、それは本題ではないのでここでは置いておこう。重要なのは、男性では、身体的な興奮と主観的な興奮がおおよそ一致していることだ。

ここで、「なに当たり前のことといっているの？」という突っ込みが入るだろう。「巨乳が

［図表⑦-B］女性の興奮度

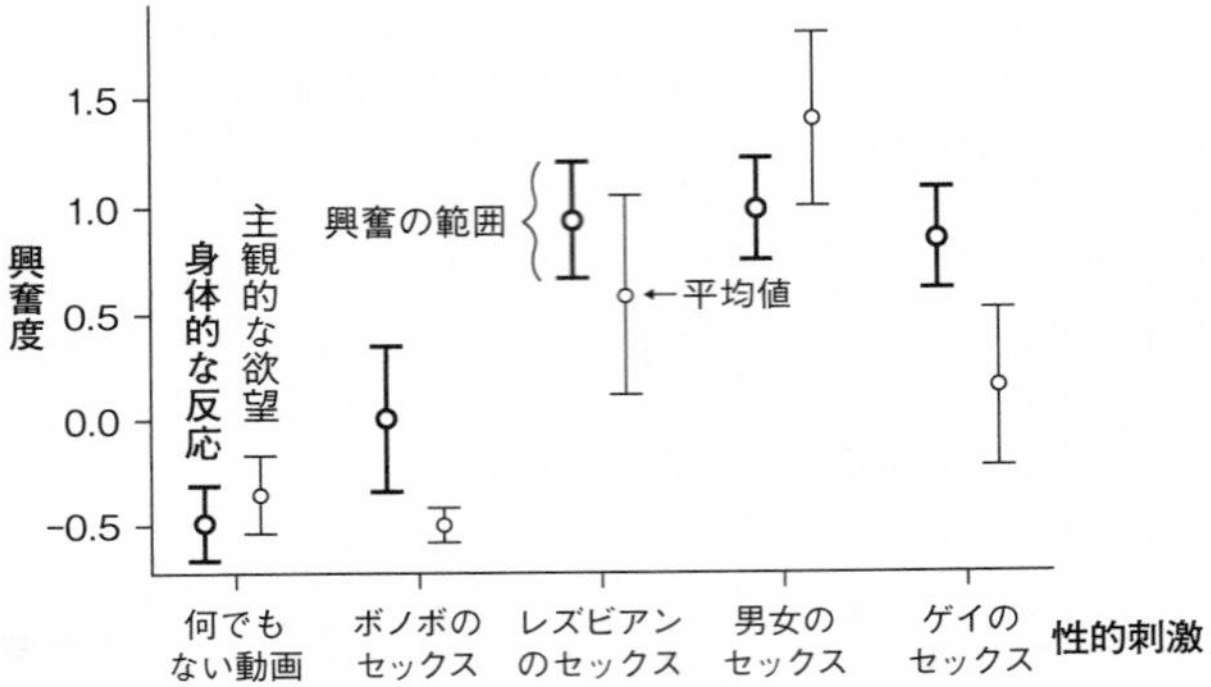

M. L. Chivers and J. M. Bailey “A sex difference in features that elicit genital response” より作成

好き」という男がいれば、巨乳のAV女優が出てくる動画で勃起するに決まっている。これはたしかにそのとおりで、なんの不思議もない。「驚くべき事実」は、女性の反応を示した図表⑦-Bだ。

被験者はすべて「異性愛者」と自己申告しているが、ヴァギナの血流の増加で計測した身体的な興奮度で目を引くのは、男女のセックスだけでなく、ゲイのセックスやレズビアンのセックスでも同じように興奮していることだ。そればかりか、ボノボのセックスでも身体的には反応している。

それでは主観的な興奮度がどうなっているのかを見ると、男女のセックスでもっとも欲情し、次いでレズビアン、ゲイのセックスで、ボノボのセックスに対しては、何でもない動画より「興奮度」が低い。

この実験を主導したメレディス・チバースは女性の性的欲望を研究する神経心理学の第一人者だが、彼女はボノボのセックス動画について、実際の挿入場面が10秒ほどしかなかったことに注意を促している。それに対して人間の性行為は、どれもまるまる2分間続いていた。

チバースはこれが、ボノボのセックスを見た女性被験者の身体的な興奮度が低かった理由ではないかという。ボノボのセックス動画でも2分間性行為が続いていたら、女性の身体的な興奮度は、人間の性行為を見たときと同じレベルまで上がったというのだ。

この実験結果からわかるのは、女性は身体的な興奮と主観的な興奮が一致していないという事実だ。


えええっ!

ほんとうはもっと大きな字にしたいが、これは男にとってとうてい信じられない事態だ。なぜなら、「ペニスが勃起すれば欲情している」というのは、リンゴが木から地面に落ちるという以上に確実なことだから。そうでない「人間」がこの世界に生息していることなど想像すらできないのだ。

チバースは、女性があらゆる性的刺激に対して身体的に興奮するのは進化の適応ではないかと述べている。

■身体の興奮≠同意?

「挿入される性」である女性は、不測の事態から繊細なヴァギナを守らなければならない。人類が進化の大半を生きてきた旧石器時代には#MeToo運動などなかったから、男からいきなり襲われることが頻繁に起きただろう。

そんなとき、「この男とのセックスを受け入れるべきか」とか、「話し合いで解決できないか」などといちいち考えている余裕はない。素早くヴァギナを濡らして、損傷しないよう備える方がずっと大事だ。

男による性暴力が日常的に起きる世界では、女性は性的刺激を感知したとたんに女性器を興奮させるように進化した。とはいえ、あらゆる性的刺激(ボノボのセックスですら!)に意識的にも興奮していたら、日常生活を送れなくなってしまう。

この問題を解決するには、ほんとうに(心理的に)興奮するのはこころを許した相手

（好きな男）だけにすればいい。こうして、身体的な刺激が脳の性的な興奮回路に至るまでに切断される「設計」になったというのだ。

女性の性的欲望が男性と大きく異なることは、1980年代からさまざまな研究者が指摘していた。聞き取り調査では、女性の多くが、セックスを迷惑に思っていてもヴァギナが愛液で濡れると回答している。「強いられたセックス（レイプ）」のような状況でも女性器が反応したり、場合によってはオーガズムに達したという報告もある。

無理強いされたセックスに女性が抵抗しても、これまでは男の論理によって、「身体が興奮しているんだから感じてるんでしょ」と一蹴されてきた。だがチバースは、「男と女の性欲はまったくちがう」という事実（ファクト）を示すことで、この（男に都合のいい）思い込みを否定したのだ。

5. 男と女はちがう人生を体験している

■セックスのことしか考えられない男

精巣や卵巣などで産生される性ホルモンが脳に大きな影響を与える証拠（エビデンス）がますます積み上がっている。「男らしさ／女らしさ」は、もはやホルモンの作用を抜きに語ることはできない。女性脳科学者のローアン・ブリゼンディーンは、それを次のように説明する。[10]

男女のちがいは、受胎8週目からY染色体を持つ胎児のテストステロンが急激に増加することで始まる。「男性ホルモン」として知られるこの化学物質は、コミュニケーション中枢の一部を破壊し、性および攻撃中枢の細胞を増やし、「男の子の脳」をつくる。それに対して、Y染色体を持たない胎児は胎内でテストステロンの影響を受けず、言語や情動を司る領域の細胞をじゅうぶんに発達させた「女の子の脳」を持って生まれてくる――。

近年、出生後にも性ホルモンが分泌される時期があることがわかってきた。これが「幼児思春期」で、男児は9カ月にわたって成人男性と同レベルのテストステロンにさらされ、筋肉が発達し運動能力を向上させ、取っ組み合いのような男の子同士の遊びに備えさせる。女児はさらに長い24カ月にわたって成人女性に匹敵する大量のエストロゲン（女性ホルモン）の影響を受ける。これが急速に構築されつつある脳の回路を刺激して、コミュニケーション能力を発達させておしゃべりになるとともに、他者の表情を読み取る共感力を強化する。

子育て経験者なら、男の子と女の子が最初からまったくちがうことを知っているだろう。これは社会的・文化的影響ではなく、異なる性ホルモンが脳と身体に作用しているからだ。その後、比較的安定した少年・少女期を経て思春期の荒れ狂う嵐のなかに突入する。男の子のテストステロン・レベルは、9歳から15歳までに20倍も増え、世界は激変する。セックスのことしか考えられなくなるのだ。――男なら誰でも身に覚えがあるだろうが。

男の子のもうひとつの顕著な特徴は、性ホルモンのレベル、すなわち脳の状態が常に一定であることだ。その結果、朝から真夜中まで、昨日も今日も明日も女の子のことで頭がいっぱいになる。

10　ローアン・ブリゼンディーン『女性脳の特性と行動　深層心理のメカニズム』パンローリング

「男性中心主義」社会ではこのことは当たり前すぎて指摘されないが、男女のあいだに誤解を生む大きな要因になっている。男の子は無意識のうちに、女の子も自分と同じように気分が一定していると思っているのだ。

■月経周期の〝大嵐〟

しかし現実には、思春期の女の子の性ホルモンは日々刻々と変化する。それを示したのが図表⑧で、男の子をはるかに上回るとてつもない大嵐のなかに放り込まれることがわかる。

女性のホルモン・レベルはエストロゲンとプロゲステロン（黄体ホルモン）の周期で表わされるが、副腎などから分泌されるテストステロンも影響を与える。

月経が始まった日を1として、次の生理までの月経周期を4週間（28日）とすれば、1週目と2週目がエストロゲン期、排卵を挟んで3週目と4週目がプロゲステロン期だ。

エストロゲンには脳を活性化させる効果があり、月経周期の最初の2週間、女の子は穏やかで人づき合いがよくなり、頭脳明晰で記憶力も向上する。ブリゼンディーンは冗談半分に、「試験や口頭試問を受けるなら月経周期12日目がいい」と女子学生に勧めるという。

［図表⑧］エストロゲンとプロゲステロンの周期

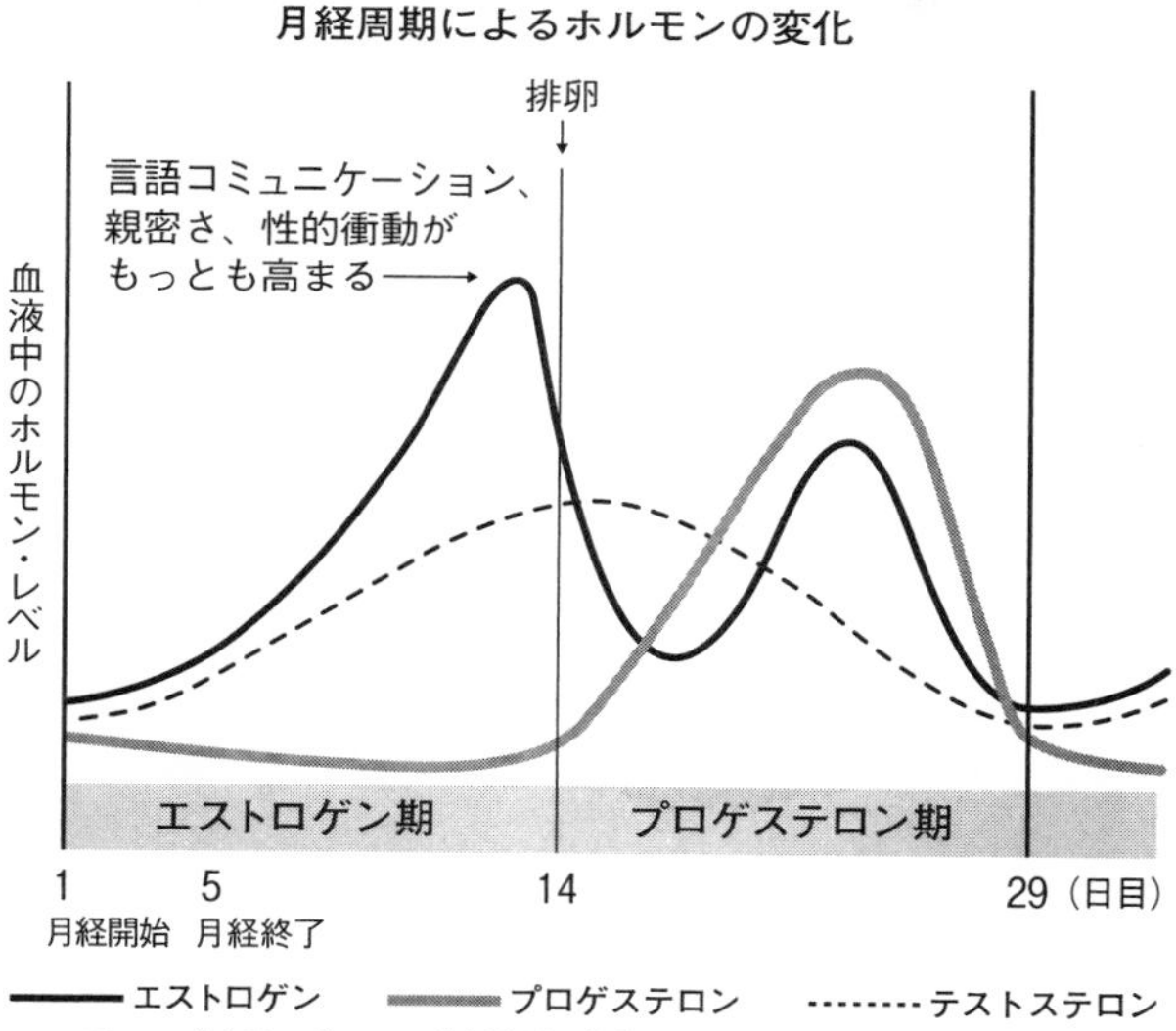

ローアン・ブリゼンディーン『女性脳の特性と行動』より作成

14日目頃に排卵があり、プロゲステロンが主として卵巣から大量に分泌されて、エストロゲンによって活性化された脳を鎮静化させる。その影響で苛立ちがつのり、集中力がなくなって、頭の回転が鈍くなったように感じることがある。

なぜこのような仕組みになっているかはよくわかっていないが、エストロゲンによって海馬の神経のつながりを成長させ、プロゲステロンでそれを刈り込んで定着させるのではないかとされる。

さらに大きな変化は月経周期の

最後の数日、プロゲステロンが急減したときに起こる。このときはエストロゲンのレベルも低いため、女性の脳には鎮静化作用も活性化作用もはたらかない。それが脳に強いストレスを感じさせ、一時的に動転するのがＰＭＳ（月経前症候群）だ。

多くの女性が、月経が始まる直前は落ち込んですぐ涙が出るし、ストレスを感じて攻撃的になり、ネガティブ思考で敵意がつのり、絶望してうつうつとすると訴える。その期間さえ我慢すればいいという「２日間ルール」はこのつらさを乗り越える知恵で、エストロゲンのレベルがふたたび上昇するとともに不安や絶望感は消えていく。

女性の場合、テストステロンのレベルも月経周期で変動し、排卵期に最大になる。テストステロンは性欲と関係し、排卵の前後は妊娠確率が高くなるから、この時期に性的関心が強くなるのは自然で、ヒト以外の動物では発情期にあたる。

ヒトにもっとも近い霊長類であるチンパンジーにも発情期があり、お尻の部分（性皮）がピンク色に腫れあがっていないメスにはオスはなんの関心も示さない。ヒトの性の大きな特徴は、女性の排卵が隠蔽され、いつでもセックスできるようになったことだ。

月経周期にともなうホルモン・レベルの大きな変動は、現代社会において、女性の日常生活に大きな困難をもたらしている。会社でも学校でも、あるいは家庭ですら、つねに安定した気分でいること（自己コントロール）を要求されるからだ。

高レベルのテストステロンにさらされながらも、その水準が一定している男性は自己コントロールが比較的容易だ。それと同じことを女性に求めるのは酷だが、だからといって「月経●日」と表示するわけにもいかず、これはきわめて難しい問題だ。

女性の脳は、妊娠・出産を通してさらに大きな変化を体験する。俗に「ママ脳」と呼ばれるもので、子どもに強い愛着を持ち、子育てに精力を傾けるようになる。脳の巨大化にともなって、ヒトの子どもは「未熟児」状態で生まれ、出産後も長い育児期間が必要になった。子育てに有用なさまざまな母親の能力は、明らかに進化の適応だ。

このように、男と女の「人生の体験」はまったくちがう。これがお互いの理解を難しくしていることは間違いない。

だが逆に考えれば、これは私たちにとって幸運でもある。男女の脳がまったく同じなら、つき合ってもたいして面白くないだろう。「ちがう」からこそ、さまざまな発見があるのだ。それに更年期になれば、男も女も性ホルモンのレベルが下がってよく似てくる。

脳の性差がなくなって「平等」になった結果、戦友のようなかたい絆で結ばれるのか、「幸福な夫婦」の仮面がはがれて憎みあうようになるのかは、ひとそれぞれだろうが。

6. 男は52秒にいちど性的なことを考える

■性愛こそすべて

ビートルズが「愛こそはすべて（All You Need Is Love）」を発表したのは1967年で、ジョン・レノンが「君に必要なものは愛だけさ」と歌った。

当時はベトナム戦争が泥沼化し、アメリカでは若者たちによる反戦運動が拡大していた。そんな時代を背景に、レノンはLoveに「平和をもたらす希望」の意味を込めたのだ。

しかしその後、愛によって社会的な問題を解決できるという希望は急速にしぼんでいく。それにともなってひとびとの関心も、家族や恋人などとの親密な関係に集中していった。こうして「性愛こそすべて」の世の中が到来した。

このことは、進化論的には次のように説明できる。

ヒトを含めすべての生き物は生存と生殖に最適化されている。リチャード・ドーキンスが『利己的な遺伝子』で述べたように、私たちは遺伝子の複製のためのヴィークル（乗り物）にすぎない。この不愉快なロジックがとてつもなく強力なのは、遺伝子の複製に失敗した個体はいま存在していないからだ。

遺伝子の複製には生殖が必須だが、生存できなければ生殖にたどり着けない。その一方で、生存のためにすべてのエネルギーを使い果たしてしまえば、生殖の余力が残っていない。生存と生殖はトレードオフなのだ。

数百万年の人類史のほとんどで、私たちの祖先はきびしい自然環境のなかでぎりぎりの生活をしていた。私たちがいまもその余韻を引きずっていることは、塩や炭水化物（糖質）、脂質への極端な嗜好に現われている。

身体を維持するのに必須な食べ物が稀少だったからこそ、それを大量に食べると幸福感が得られるようにヒトの脳は進化した。その結果アメリカでは、貧困層が「インスタントな幸福」を手に入れようとジャンクフードに依存し、肥満が大きな社会問題になっている。

つねに飢餓状態におかれたなかで、それでも子孫を増やすにはどうすればいいだろうか。そのこたえはひとつしかない。

男はとてつもなく強い性欲を、女はとてつもなく強い子どもへの愛着を持つように遺伝的に「設計」することだ。このようにして私たちの祖先は、わずかな食料を確保すると性交し、子どもを産み育ててきたのだろう。

［図表⑨］男性のテストステロン

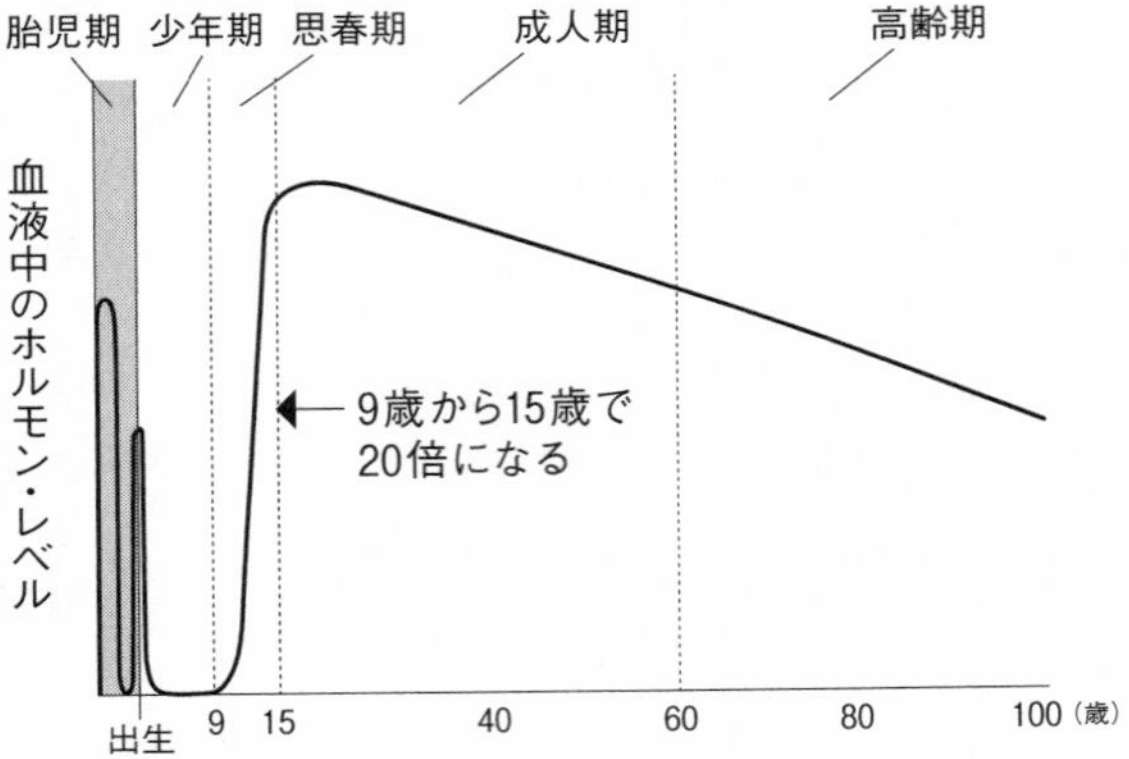

L. Brizendine *"The Male Brain"* より作成

ところが産業革命によって科学技術（テクノロジー）が爆発的に進歩し、アウシュビッツとヒロシマの惨劇とともに第二次世界大戦が終わると、「とてつもなくゆたかで平和な時代」が到来した。これを端的にいうと、生存への不安がなくなったということだ。

生存と生殖という2つの目的のうち「生存問題」が解決すれば、残されたのは生殖への過剰な欲望だ。数百万年かけてつくられてきたヒトの遺伝子は、わずか数十年の変化にはまったく対応できない。これが、私たちが「性愛こそすべて」の世界に生きることになった理由だ。

図表⑨は、男性のテストステロン・レベルが年齢によってどのように変化するかを示したものだ。[11]

受精卵が子宮に着床して8週から18週のあいだに、Y染色体を持つ胎児の小さな睾丸から高レベルのテストステロンが分泌される。その後はミュラー管抑制物質（MIS）によって、子宮などの生殖器の発育が抑制される。これらのホルモンの影響で、最初から「男の子脳」を持った子どもが生まれてくる。

より興味深いのは、出生直後にもういちど高レベルのテストステロンを産生する時期があることだ。これが「幼児思春期」で、男児は動くものに強い興味を向けたり、見知らぬ場所やものを探索するようになる。

その後、比較的平穏な少年期を経て、9歳から15歳のあいだにテストステロン・レベルは20倍に急増する。これをビールにたとえるなら、9歳のときの1日1杯が15歳では1日2ガロン（約7・6リットル）に相当し、それにともなって性的衝動に関与する脳の部分が2倍半に大きくなる。

---

11 Louann Brizendine（2011）*The Male Brain: A Breakthrough Understanding of How Men and Boys Think*, Harmony

■男女の友情は成立する？

テストステロンは性欲に関係し、女性の副腎からも分泌されるが、男性のテストステロン・レベルは最大で女性の１００倍にも達する。高濃度の性ホルモンに〝酩酊〟することで、男は思春期以降、セックスのことしか考えられなくなる。

被験者に男女が会話している場面を見せながら脳の活動を観察すると、女性は（当然のことながら）２人の人間が会話していることだけを認識するが、男性ではただちに脳のセックスに関する領域が発火した。

「男は平均すると52秒にいちど性的なことを考える」との研究もある。女性はよく知らないだろうが（知りたくもないかもしれないが）、男はあらゆることを性的に解釈するのだ。

だとしたら、男女のあいだに友情は成立しないのか？　もちろんそんなことはない。ただし、男女の「友情」にはひとつ条件がある。その男が、もっと魅力的な女と性愛関係にあることだ。その関係が破綻し、ほかに性愛の対象となる女性がいなければ、友情はたちまち欲望へと変わるだろう。

このことは、男だけが収監されている刑務所を見ればよくわかる。ある研究によると、男性受刑者の50％が同性愛的な行為をし、20％はそれを強制されたり暴行されたりする。

欧米の刑務所では、これまで同性愛を嫌悪していた（ホモフォビアの）大物犯罪者が、若くて女性的な囚人を「愛人」にして性欲を満たしているのだ。

思春期を経た10代後半の少年は、仲間内でのきびしい「性愛獲得競争」に乗り出す。この競争に勝つ方法は、集団のなかでより高い地位を確保することだ。なぜなら女は、より大きな権力＝資源を持つ男を生殖の相手として選択するから。

これも意識的にそうしているのではなく、女性の脳は男の地位と性的魅力が一致するように「進化」してきた。大きな資源を持つ男がアルファ雄で、女の純愛はそんな男に魅かれる心理のことをいう。

男は会社、軍隊、政治、ヤクザの世界でも、あらゆる組織でトップを目指してはげしい権力闘争をする。ところがいくら男女平等でも、女性はこのような闘争をするように「設計」されていないから、ものすごく不利だ。

しかしこういうことも最近は「言ってはいけない」ので、原因の半分は「男性優位社会」に、もう半分は女性の「自己責任」にされて、ますますギスギスした世の中になる。

性愛の価値観が社会の進歩につれて変わるということはあるだろう。最近では会社で管理職になるより、インスタグラムやツイッターのフォロワー数が多い方がずっと異性にアピールするかもしれない。

権力の魅力が（相対的に）低くなることは、男性の資源の量を示す明快な指標がより重視されることでもある。資本主義社会では、その指標とはいうまでもなく「カネ」だ。

このようにして、こつこつ働いて出世するより、ユーチューバーになったり、ベンチャー起業家になったり、ビットコインに投資したりして手っ取り早く億万長者になりたい若者が増えてくる。これは日本だけでなく、先進国を中心に世界的な現象だ。

「愛こそはすべて」というジョン・レノンの高邁《こうまい》な理想は、「とてつもなくゆたかで平和な社会」のなかで、「カネこそはすべて」に変わったのだ。

7. 恋愛はドラッグの禁断症状と同じ？

■快感の予感

「世界最古」の長編恋愛小説『源氏物語』のむかしから、多くの芸術家によって恋は神聖化されてきた。しかしいままでは、魅力的な異性に（ときには同性に）夢中になるしくみを脳科学が解き明かしつつある。

脳は複雑だが単純だ。これは、比喩が脳の活動とリンクしているという発見から明らかになった。

脳を観察すると、「あたたかな気持ち」になったときは温度を感知する部位が、「態度をやわらげる」ときは触感の部位が活性化している。これを逆にして、交渉のときにあたたかな飲み物を出したり、やわらかなソファに相手を座らせると、同じ部位を活性化させて話を有利に進めやすい。

同様に、「蜜のように甘い言葉」を囁かれると脳の味覚の部位が活性化する。「脳はそんなにバカなのか？」と驚くかもしれないが、ある意味ではそうともいえる。

人類がチンパンジーとの共通祖先と分かれてから500万〜700万年しかたっていない。この（進化の歴史では）短い期間に脳の構造を大きく変えることはできないから、ヒトの脳はいまあるものを使い回して複雑な社会に適応していったはずだ。こうして、脳の原初的な部位を組み合わせて微妙な感情を表現する術《すべ》を身につけていった。

だとすれば、もっとも強い感情のひとつである恋も、なんらかの脳の原初的活動とつながっているはずだ。

このことに最初に気づいたのは脳科学者のポール・マクリーンで、1990年にきわめて刺激的な仮説を提唱した。それは「恋愛や母性愛はドラッグ依存症と同じ」というもので、両者に共通するのはドーパミンだ[12]。

1950年代、神経科学者が恐怖反応を再現しようとラットの脳に電極を埋め込んだところ、電気ショックを嫌がって逃げ回るどころか、もういちど同じ刺激を欲しているかのように、何度も電気ショックを受けた場所に戻った。ラットが自分でレバーを押して同じ部位を刺激できるようにすると、食べることも水を飲むこともせず、交尾にすら興味を示さずに、1時間（3600秒）に2000回近くもひたすらレバーを押しつづけた。

当時は科学者の実験スキルが未熟で、電極を間違って側坐核と呼ばれる脳の系統発生的に古い部位に埋め込んでしまった。ここは現在では「報酬中枢」として知られており、刺激によって放出されるホルモンはドーパミンと名づけられた。

ドーパミンはその強烈な効果から、強い快感を生み出すにちがいないと考えられた。もしそうなら、快感や幸福感を得られなくなった重度のうつ病の治療に使えるのではないか。

しかしこの期待は、たちまちしぼんでしまう。患者にドーパミンを与えても憂うつな気分を晴らす効果は一時的で、すぐに消えてしまうのだ。

その代わり、興味深い知見が得られた。ヒトの報酬中枢を刺激できるようにすると、ラットと同じように「頻繁に、ときには気が狂ったように」ボタンを押すが、そのときの気分を尋ねると、「もうすこしで満足感が得られそうで得られず、焦るばかりですこしも楽しくなかった」とこたえるのだ。

ドーパミンの効果は「快感」ではなく「快感の予感」、すなわち「なんとしてでも手に入れたい」という強烈な衝動だったのだ。[13]

これはしばしば誤解されるが、依存症というのは、ドラッグやアルコール、ギャンブル

12 Thomas R. Insel (2003) Is social attachment an addictive disorder? *Physiology & Behavior*

13 デイヴィッド・J・リンデン『快感回路 なぜ気持ちいいのか なぜやめられないのか』河出文庫

［図表⑩］恋愛のホルモン

ドーパミン	「情熱的な恋」のホルモン。報酬獲得への衝動に駆られる
ノルアドレナリン	驚きや興奮のホルモン。ドーパミンとともに報酬系を活性化させる
セロトニン	幸福のホルモン。低下すると気分が不安定になる
オキシトシン	愛と信頼のホルモン。恋人や子どもへの愛着を強める。女性に多い
バソプレッシン	メイトガード（配偶者保護）のホルモン。男性に多い
テストステロン	性欲のホルモン。男性を支配するが女性でも分泌される
エストロゲン	女性ホルモン。オキシトシンとともに愛着を強める

ヘレン・フィッシャー『人はなぜ恋に落ちるのか？』より作成

などの「快感」にのめり込むことではない。なんの快感もなくても、ひとたび脳の報酬中枢が刺激されると、それを手に入れようといてもたってもいられなくなる。

これはしばしば「渇き」と表現される。アルコール依存症の患者は、一杯のストレートウイスキーで「焼けるような渇き」がいやされ、あとはとめどなく飲みつづける。

だとしたら、「会いたくてたまらない」とか、「気が狂うほど好き」というのも、この禁断症状と同じではないだろうか。

きびしい生存環境に置かれていても、若い男と女が出会ってはげしい恋に落ち、セックスして子どもを産み育てなければ、その末裔としてのわれわれはこの世界に存在していない。「利己的な遺伝子」は、ヒトに焼けるような恋の情熱を与えたのだ。

ドラッグやアルコールはせいぜい1万年ほど前につくられたのだから、遺伝子の進化とはほとんど関係ない。それが脳に甚大な影響を及ぼすのは、もっとも原始的な脳の仕組み、すなわち「恋の回路」を化学物質が乗っ取っているからだ。

恋にはそれ以外にも、さまざまなホルモンが関係する。図表⑩は恋愛の科学を研究する第一人者ヘレン・フィッシャーが挙げる「恋愛のホルモン」だ。[14]

■恋の嵐はなぜ終わる？

ドーパミンに次いで重要なのはノルアドレナリンで、驚きや興奮と結びついてやはり依存症の原因となる。

セロトニンは気分を安定させ、「幸福のホルモン」とも呼ばれる。ドーパミン（ノルアドレナリン）にはセロトニン・レベルを下げる働きがあり、喜びから絶望へとジェットコースターのように気分が変わる。

14 ヘレン・フィッシャー『人はなぜ恋に落ちるのか？ 恋と愛情と性欲の脳科学』ヴィレッジブックス

オキシトシンは「愛と信頼のホルモン」とも呼ばれる。女性では、オキシトシンはオーガズムや出産、(授乳などで)乳首が刺激されることで分泌され、恋人や子どもへの愛着を強める。

エストロゲン(女性ホルモン)とドーパミン、オキシトシンの組み合わせは、前頭葉の批判的な思考を抑制するらしい。賢いはずの女性がどうしようもない男にひっかかる「恋は盲目」はホルモンの複合作用だ。

男性は射精(オーガズム)によってバソプレッシンが分泌される。これは「メイトガード(配偶者保護)のホルモン」で、愛する女性を守り、独占したいという強い衝動をもたらす。恋する男が嫉妬に狂うのはバソプレッシンの影響だ。

恋愛によってドーパミンが大量に産生される状態は、6カ月から8カ月程度しかつづかない。その後は、オキシトシンやバソプレッシンによる愛情や信頼関係に移っていく。

なぜこのようになっているかも進化論で説明できる。

人類の歴史の大半で避妊法などなかったから、恋におちた男女はすぐにセックスして、1年もすれば子どもが生まれただろう。そのときになっても「狂おしい恋の嵐」に翻弄されていたら、子育てなどできるはずはない。恋の情熱は半年程度で冷めるように「設計」

されているのだ。

避妊がきわめてかんたんになった現在では、女性は妊娠の心配をすることなく何度でも恋におちることができる。「恋多き女」の恋愛依存症が、ドラッグやアルコールへの依存とよく似ているのは偶然ではない。

男も焼けつくような恋の衝動に圧倒されることがあるが、これはテストステロンによって性欲と一体化している。恋人の写真を目にした男性は、ペニスの勃起と関連する脳の部位が活性化する。男はみんな「セックス依存症」なのだ。

8.「痴女」はほんとうに存在するのか？

■強い性欲は男にだけあればいい

連載を持っている役得で、毎週グラビア雑誌が送られてくる。若くてかわいくてスタイルのよい女の子が次から次へと出てくるが、加齢の影響か、誰が誰なのかほとんど区別がつかない。

グラドル（グラビアアイドル）とAV（アダルトビデオ）女優も、水着を着けているかいないかのちがいでしか判別できないのだが、そうはいってもやはり興味はあるので、インタビューだけは欠かさず読んでいる。そこでいつも不思議に思うのは、どのAV女優も判で押したように同じ話をすることだ。それが「淫乱」だ。

アダルトビデオの宣伝用インタビューを読む機会があれば（読者は縁がないかもしれないが）「自分はどれほどセックスが好きか」「撮影現場でどれほど欲情したか」をうら若き乙女がとうとうと語っていることに驚くだろう。

推理小説の謎解きの定石は、「全員の証言が一致するときは疑った方がいい」だ。女の

［図表⑪］「低い性欲」と「苦悩を伴う低い性欲」の比較

国	年齢	低い性欲	苦悩を伴う低い性欲	サンプル数	調査した年
スウェーデン	18-74	34%	15%	1335	1999
スウェーデン	19-65	29%	15%	1056	2004
アメリカ	20-70	24-36%	9-26%	952	2006
フランス／イタリア／ドイツ／イギリス	20-70	16-46%	7-16%	2467	2006
アメリカ	30-70	36%	8%	755	2008
フィンランド	18-49	55%	23%	5463	2009
アメリカ	18-102	34%	10%	13581	2008

M. Meana "*Sexual Dysfunction in Women*" より作成

子は一人ひとりちがうのに、全員が「痴女（淫乱な女）」というのはやはりおかしい。

男性の性機能障害である勃起不全（インポテンツ）はバイアグラによって劇的に改善した。女性にも性機能障害があることがわかったのは最近のことで、性的興奮障害、性嫌悪障害、オーガズム障害などが代表的な症状とされる。「セックスしても興奮できない」「セックスしたくない」「オーガズムに達しない」ことで悩む女性たちがたくさんいるのだ。

ところがその後、女性の医師や研究者から、「これはほんとうに障害＝病気なのか」という疑問の声があがるようになった。

図表⑪は欧米各国で行なわれた調査をまとめたもので、「性欲をあまり感じない（低い性欲)」と答えた女性と、「低い性欲が苦悩の原因になっている」女性の割合を示している。[15]

サンプルには閉経後の女性もおり、年齢にも幅があるから一概にはいえないが、ひと目見て気づくのは「低い性欲」を自己申告する女性が3分の1から5割とものすごく多いことだ。――このなかには「性的に活発」とか、「過去4週間以内にパートナーとセックスした」女性だけを選んだものも含まれている。

次に気づくのは、性欲をあまり感じない割合と、それが「苦悩を伴う」と訴える割合にかなりの差があることだ。これも大雑把にいうと、「低い性欲」の女性のうち半分は、それを問題だと思っていないらしい。

風邪をひけば喉がいたくなったり、鼻水が止まらなくなって生活の質が下がる(だから治療したいと思う)。しかし女性の場合は、最大で半分ちかくが「性機能障害」で、その半分が「そのままでべつにかまわない」と思っている。たしかに、これを「病気」とするのは難しいだろう。

その一方で、性的興奮を感じたくてセックスセラピーに通う女性がいる。しかしそのほとんどは、男性のパートナーとともに病院を訪れるのだという。

セックスのことを相談するのが恥ずかしいのだろうか。セラピストの多くが女性であることを考えれば、これが理由とは思えない。

女性患者の悩みは、性欲を感じなかったり、オーガズムに達しなかったりすることで、夫や恋人との関係がうまくいかなくなることだ。男は、妻や恋人が自分とセックスしたくないのも、セックスに満足しない（いかない）のも愛情がない証拠だと思うのだ。

このように考えると、なぜ「低い性欲」に苦悩を感じない女性が一定数いるのかがわかる。パートナーが寛容なケースがあるとしても、その大半は結婚していなかったり、恋人がいなくてもいいと思っていたりで、性的に興奮しなくても「問題」が起きないのではないだろうか。

これを簡潔にいうと、次のようになる。

「女性の性機能障害（の多く）は、女性ではなく男性にとっての〝病気〟である」

生理学的には、性欲は性ホルモンの一種であるテストステロンに強く影響される。女性は男性に比べてテストステロン値がずっと低いから、そもそも同じ性欲を持っていると考えることがおかしいのだ。

---

15 Marta Meana (2012) *Sexual Dysfunction in Women*, Hogrefe Publishing

進化論的には、強い性欲は、女をめぐって競争する男だけにあればいい。女は言い寄ってくるたくさんの男のなかから自分と（将来の）子どもにとってもっとも有利な男を選べばいいのだから、性欲はあってもなくてもどちらでもかまわないのだろう。

閉経後だけでなく、出産を機に性欲を失う若い女性がかなりの数いることがわかっている。「利己的な遺伝子」が子どもを産み育てるよう進化してきたと考えれば、これも合理的な「設計」だ。女に性欲があろうがなかろうが、どのみち男はセックスに駆り立てられるのだから。

もちろん、なかには性欲の強い女性もいるだろう。だが、誰かれかまわずセックスする「痴女」は原理的に存在しない。そのような性向を持つ女がかつていたとしても、自分も子どもも生き延びることができず、遺伝子を次世代につなぐことはできなかっただろう。

■「淫乱な女」は男の夢

だとすれば、なぜＡＶ女優は例外なく「淫乱」なのか。おそらくこれは営業トークで、事務所から「セックス好き」をアピールするように教育されているのだ。なぜなら、「淫乱な女」というのは男の夢だから。

「ポルノトピア（ポルノのユートピア）」では、若くてかわいくて胸の大きな女の子が、どんな男とも喜んでセックスしてオーガズムに達する。アダルトビデオは、現実世界ではかなえられない男の夢を描いているのだ。

だがインターネットで大量のポルノを視聴できるようになったことで、これを「正しいセックス」だと勘違いする若者が増えている。欧米ではとくに深刻で、ポルノの観すぎでふつうの女性とセックスできなくなった若い男性や、ポルノ女優のようなセックスができない自分は「病気」だと思い、セックスセラピーを受けに来る若い女性がたくさんいるらしい[16]。

アダルトビデオの「淫乱」については、引退したAV女優が「あれはぜんぶ演技」などと発言していて、ある程度は知られている。しかしそれでも、すべてがウソとはいいきれない。だから、「どれが本物か」が愛好家のあいだで議論になるのだ。

ちなみに別の研究では、6人に1人の女性がオーガズムを経験できず、その一方で12人に1人の女性がかんたんに何度もオーガズムを感じる。ただし、ペニスの挿入だけでオー

16　フィリップ・ジンバルドー、ニキータ・クーロン『男子劣化社会　ネットに繋がりっぱなしで繋がれない』晶文社

ガズムを得られるのは3分の1に過ぎない。

行動遺伝学によると、マスターベーションでもセックスでも、一卵性双生児は二卵性双生児よりもオーガズムのパターンが似ており、その遺伝率は30〜40%にものぼる。また、強迫的行動、過度の潔癖症、不安、共感力の低さといった特性のある女性は性の問題を抱えやすく、オーガズムに達しにくいとされる。「いく」か「いかない」かはかなりの程度、遺伝なのだ。[17]

17 ティム・スペクター『双子の遺伝子 「エピジェネティクス」が2人の運命を分ける』ダイヤモンド社

9. ロマンス小説の読者が〝欲情〟する男性像

■定型化されたヒーロー

「痴女」が現実にはありえない男の夢であり、「ポルノトピア（ポルノのユートピア）」だとしたら、女の夢は何だろう。

性的な関心が男女で大きく異なることは以前からわかっていた。

アメリカでは1960年代に、グラマラスな美女が惜しげもなく裸体をさらすグラビア雑誌（『プレイボーイ』や『ペントハウス』）が大きな成功を収めた。その後、筋肉むきむきの若い男の裸体を載せた女性向けのグラビア雑誌が次々と創刊されたが、こちらはまったく売れずにたちまち消えていった。AV（アダルトビデオ）も同じで、男の裸体を熱心に見るのはゲイ（男性同性愛者）ばかりなのだ。

その後、「女には男とは別のポルノがある」との説が唱えられるようになった。その根拠は、ハーレクイン・ロマンスなどのロマンス小説だ。

図表⑫は、アメリカの研究者が1万冊以上のロマンス小説のテキストをコンピュータ

［図表⑫］ロマンス小説のヒーロー（男性主人公）はいかに描写されているか？

	職業	頻出する身体の部位	頻出する外見の形容詞
1	医師	ほお骨	ぜい肉のない（引き締まった、やせた）
2	カウボーイ	あご	美男子の
3	ボス（支配者）	眉	金髪の
4	王子	肩	日焼けした
5	牧場主	ひたい	筋肉質の（たくましい）
6	騎士	ウエスト	男らしい
7	外科医	ヒップ	彫りの深い（端正な、輪郭のはっきりした）
8	王		
9	ボディガード		
10	保安官		

オギ・オーガス、サイ・ガダム『性欲の科学』より作成

（ＡＩ）に解析させ、ヒーロー（男性主人公）の主要な職業と、その外見がどのように描写されているかをランキングしたものだ。[18]

ロマンス小説の設定は、ものすごく定型化されている。熱心な読者はこのワンパターンになんの不満も抱かず、ヒロインとヒーローの出会いから恋が成就するまで、同じようなストーリーを繰り返し読むことに快楽を感じている。

ロマンス小説のヒーローにふさわしい職業は、①社会的・経済的な成功者（医師、ボス〈支配者〉、外科医）、②階級社会の上位にいる者（王子、騎士、王）、③男らしい仕事（カウボーイ、牧場主、

ボディガード、保安官）だ。成功者をベンチャー起業家、西部劇を時代劇に置き換えれば、そのままいまの日本にもあてはまるだろう。

ヒーローは外見にも顕著な特徴を持っていて、ほお骨が張り、あごが発達した彫りの深い顔立ちをし、筋肉質でぜい肉のないたくましい身体つきでなければならない。これをひと言でいうと、「男らしい権力者」ということになる。——生理学的には「テストステロンの値が高い男」だ。

チンパンジーやニホンザルのオスははっきりとした階級（ヒエラルキー）をつくる。かつては最上位のオスを「ボスザル」と呼んでいたが、いまは「第一順位」の意味で「アルファ」が使われる。ベータは「第二順位のオス」のことだ。

この動物行動学の用語は、アメリカでは人間に転用されている。ロマンス小説のヒーローは「アルファの男」で、それに対して「ベータの男」は、「女を幸福にする条件は満たしているものの、アルファには劣る」とされる。

現代的なロマンス小説の原型（プロトタイプ）は、1930年代にアメリカの女性作家

18 オギ・オーガス、サイ・ガダム『性欲の科学　なぜ男は「素人」に興奮し、女は「男同士」に萌えるのか』CCCメディアハウス

マーガレット・ミッチェルが発表し、世界的なベストセラーになった『風と共に去りぬ』だろう。南北戦争下のジョージア州を舞台に、没落した農場を継いだ勝ち気で美しい娘の波乱万丈の物語は、ヒロインのスカーレット・オハラをヴィヴィアン・リーが、ヒーローのレット・バトラーをクラーク・ゲーブルが演じたハリウッド映画でよく知られている。

典型的なロマンス小説では、ヒロイン（たいていは自分の魅力に気づいていない美しい娘）が、アルファとベータの男のあいだで揺れ動く。

『風と共に去りぬ』では、傲岸不遜なレット・バトラーが「アルファ」で、上流階級出身の紳士的な美青年アシュレー・ウィルクスが「ベータ」だ。

ヒロインのスカーレットは最初、アシュレーに恋をしていたが、やがて大嫌いだったレットに魅かれていることに気づく。「アルファ」と「ベータ」のあいだで翻弄される美しいヒロイン、という構図がロマンス小説の読者を夢中にさせるのだ。

『風と共に去りぬ』の現代版がステファニー・メイヤーの『トワイライト』で、内気な女子高生が完璧な容姿のヴァンパイアたちから愛される物語は10代の少女を中心に絶大な人気を得て、映画も大ヒットした。

日本においては、ロマンス小説の分野は長らく少女マンガが担い、その後、ライトノベル（ラノベ）に引き継がれた。いちいち例を挙げるまでもなく、学校を舞台にした恋愛物語のほとんどは、ヒロインとアルファ、ベータの構図で説明できるはずだ。

■女にとってのエロスとは

洋の東西を問わず、なぜ同じストーリーが若い女性に好まれるのか。それは「ロマンス」が社会的・文化的な「構築物」ではなく、女の「本性」に根づいているからだろう。

これをかんたんにいうなら、「女にとってのエロスとは、アルファから愛されること」なのだ。

ロマンス小説の読者がもっとも「欲情」するのは、ヒロイン（自分）をめぐってアルファやベータの魅力的な男たちが争う場面を想像することだ。そして最後に、それまで抵抗していたヒロインがアルファの男に屈し、性的に結ばれる。

しかしこれを、「男性中心主義のイデオロギー」とするのは間違いだ。ロマンス小説のハッピーエンドは、アルファの男がヒロインの魅力に屈することでもある。

男の「ポルノトピア」であるAVでは、なんの脈絡もなく男と女がセックスを始める。一方、ロマンス小説で重要なのはセックスではなく、そこにいたるまでの物語だ。男の裸体をいくら見せられても、「ロマンス」がなければ女は興奮しない。

女が夢見るのは「ロマントピア（ロマンスのユートピア）」なのだ。

進化論的には、男は「競争する性」、女は「選択する性」として「設計」された。

少年マンガでスポーツが好んで描かれるのは、「競争」が男性読者を夢中にさせるからだ。それに対して少女マンガで描かれるのは、ヒロインの「選択」だ。

ロマンスとは、アルファの男にヒロインが「選ばれる」ことではない。複数の魅力的な男たちのなかから、ヒロインが主体的にアルファの男を「選ぶ」のだ。

アルファの男は、ときにヒロインにつれなくしたり、他の女と性的関係を持ったりする。だがこれも「男性優位」ではなく、あらゆるファンタジーと同様に、ほんとうに貴重なものはかんたんに手に入ってはならない。困難が大きいほど、「アルファ」を手に入れたときのよろこびも大きくなる。芸能界の女性が遊び人風のベンチャー起業家（成功者）に魅かれるという昨今の風潮も、ここから説明できるのではないか。

男はポルノトピアのファンタジーの世界に、女はロマントピアの物語の世界に生きている。お互いに異なる夢を見ているのだから、現実世界において男と女の関係が難しいのは当たり前なのだ。

10.「萌える」ロマンスの条件

■特徴的な発展をとげた日本のやおいと宝塚

私たちは人類史上、これまで誰も体験したことのない「とてつもなくゆたかな時代」に生きている。先進国では生存への不安（食べるものがなくて餓死するかもしれない）はなくなり、性愛への肥大化した欲望だけが残った。

こうして、男はポルノトピア（ポルノのユートピア）を、女はロマントピア（ロマンスのユートピア）を夢見るようになった。

ロマンスとは、ヒロインをめぐって（ヒエラルキーの頂点に立つ）アルファや、（第二順位の）ベータの男が争う物語だ。そして、ヒロインとアルファの男が結ばれ（情熱的なセックスをし）ハッピーエンドに至る。

ところが日本においては、ロマンスは特徴的な発展をとげた。それが「やおい」と宝塚だ。

文化社会学者の東園子氏によれば、「やおい」とは「女性をおもな対象に男同士の恋愛

［図表⑬］

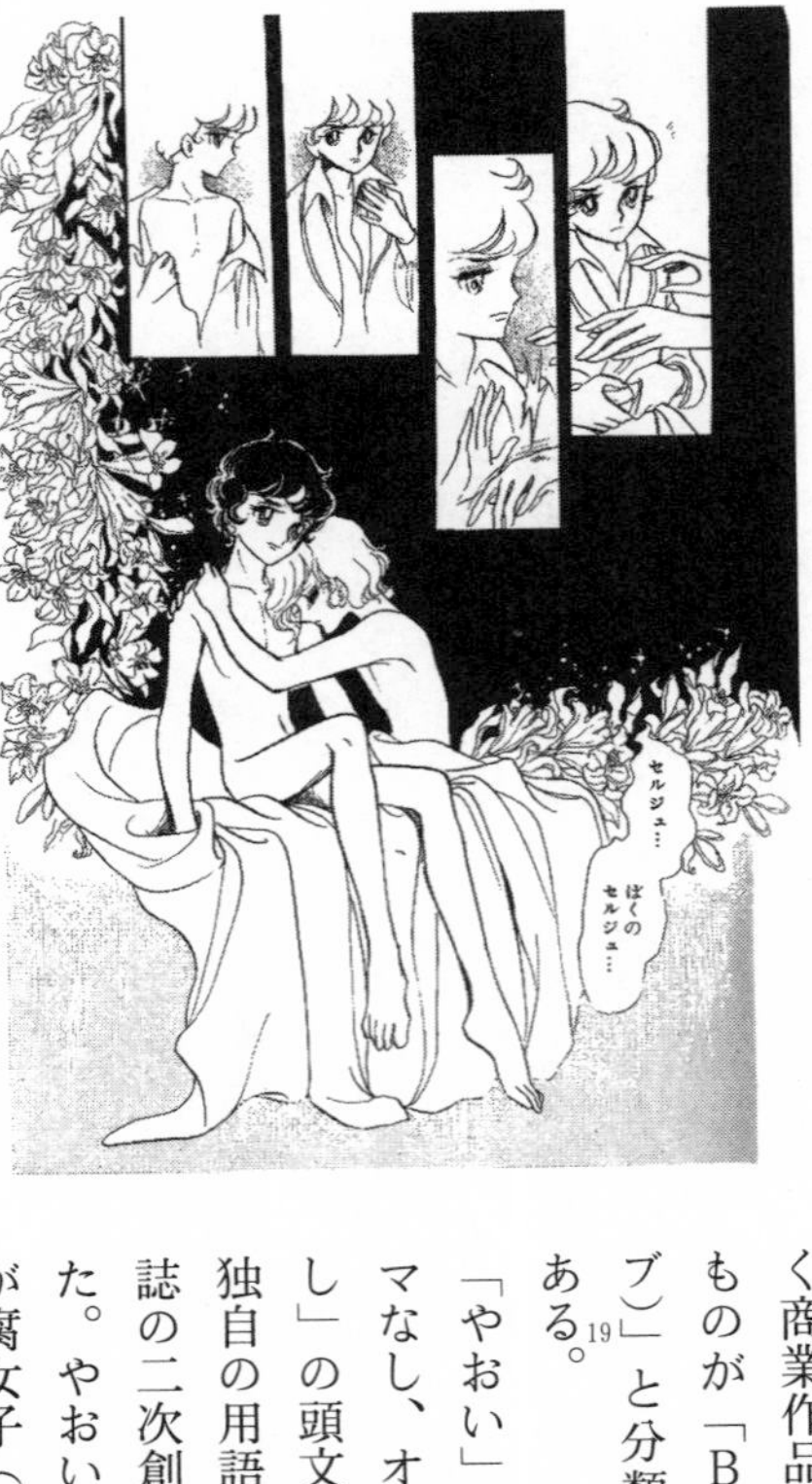

竹宮惠子『風と木の詩』第2巻（白泉社文庫）より

的な関係を描いた創作物」で、オリジナルの要素が強く商業作品として流通するものが「BL（ボーイズラブ）」と分類されることもある。[19]

「やおい」は「（物語の）ヤマなし、オチなし、イミなし」の頭文字をとった日本独自の用語で、マンガ同人誌の二次創作として始まった。やおいやBLを好むのが腐女子（婦女子のもじり）で、女性オタク文化の主流とされる。やおい愛好者が作品を評するときの基準が「萌える」だ。

やおい・BLの登場は1970年代の少年愛マンガにまで遡《さかのぼ》る。竹宮惠子の『風と木の詩』(図表⑬)や萩尾望都の『ポーの一族』などが代表作で、懐かしく思い出す読者もいるだろう。

ここで興味深いのは、アメリカでも1970年代末に「スラッシュ小説」というサブカルチャーが誕生したことだ。SF「スタートレック」シリーズのファンの女性たちが書きはじめたものとされ、「K/S」のように2つの頭文字でスラッシュを挟んだ。これは宇宙船U・S・Sエンタープライズ号のカーク船長(Kirk)と、副長でヴァルカン人と地球人のあいだに産まれたスポック(Spock)のことだ。[20]

スポックは常に論理的・理性的で感情をほとんど表に出さないが、だからこそ熱血漢のカーク船長との「男同士の友情」がシリーズの大きな魅力になった。K/Sのスラッシュ小説では、2人の友情がセックスをともなう愛情(同性愛)へと発展していく。

スラッシュ小説とやおいの構造はまったく同じだ。やおいの典型のひとつが新撰組の土

19 東園子『宝塚・やおい、愛の読み替え　女性とポピュラーカルチャーの社会学』新曜社
20 キャスリン・サーモン、ドナルド・サイモンズ『女だけが楽しむ「ポルノ」の秘密』新潮社

方歳三と沖田総司で、自らの理想が破れつつあることを覚悟した歳三と、結核で死につつある総司の友情が性愛へと発展していくことに読者は「萌える」。

日本とアメリカで独立に、それもほぼ同じ時期にやおいとスラッシュ小説が成立したのはなぜだろう。それは「女の本性」に訴えるからではないだろうか。スラッシュ小説が英語圏で、やおい（BL）がアジア圏で急速に広がったのは、国境を越えてそこに「ロマンス」を読み取ることができるからなのだ（Yaoiはいまでは英語にもなっている）。

現代的なロマントピアの物語の金字塔である『風と共に去りぬ』が映画化されたのが1939年で、それ以降、小説や映画、テレビ、マンガなどで大量のロマンスが制作された。

1970年代になると消費社会はさらに成熟し、「ベタなロマンス」に飽食する女性たちが現われた。文化的な感度の高い彼女たちは、ロマンスの原型を維持しつつも、より抽象度を上げた物語を求めるようになった。これが、やおいやスラッシュ小説だ。

この仮説によって、宝塚というやはり日本が産んだ洗練されたサブカルチャーも説明できる。

宝塚は女性のみによって構成された歌劇団で、男役と娘役に分かれて（『風と共に去りぬ』のような）ロマンスを演じる。ヒーロー（男役）も女優であることで、ロマンスの抽象度が一段階上がっている。

だが東園子氏によれば、最近の宝塚ファンは公演に疑似恋愛を求めているわけではないという。

たとえば2000年に雪組で上演された『凱旋門』という演目は、「ドイツからパリに亡命した青年医師ラヴィックと失意の女優志願の娘の悲恋物語」として制作されたが、ファンが熱狂したのは（男役のトップスターが演じる）ラヴィックと（男役の二番手が演じる）亡命者仲間のボリスの「男の友情」だった。

物語の終盤にラヴィックが強制収容所に送られ、見送りに来たボリスと「戦争が終わったらまた会おう」とかたい約束を交わして別れる場面がある。

じつはこの公演の直前に、ボリス役の二番手の男役は組替えによって（特定の組に所属しない）専科に移ることが決まっていた。宝塚ファンは、ラヴィックとボリスの友情を、これまで2人で雪組を支えてきた男役同士の友情と重ね合わせて観ていたのだという。

ここでは、男役を演じる女優同士の関係を、舞台の上の「男同士の友情」を通して読み取るというきわめて難易度の高い鑑賞態度が要求されている。宝塚ファンは、この抽象度の高さに「萌える」のだ。

■ロマンスの抽象度

やおい愛好家と宝塚ファンはかんぜんには重ならないが、だからといってまったく別の存在でもない。どちらも、生身の男と女のベタな恋愛物語から離れ、抽象度を高めた二次的・三次的ロマンスに「欲情」する。——やおいや宝塚を安易に「性欲」と結びつけることはできないが、「萌える」という言葉には明らかに「性」の含意がある。

なぜロマンスの抽象度を上げなくてはならないのか。それは凡庸な物語に飽き飽きしたからであり、「純愛」を感じるためでもある。ヒロインが生身の男女だと、嫉妬の描写やセックスの場面などがあまりに生々しすぎて、純粋さが失われてしまうのだろう。

BLが美少年同士の恋愛を描くのは、ゲイ（男性同性愛者）が好きだからではなく、読者である女性からもっとも遠い存在だからだ。宝塚で女優が男役を演じるのは、生身の男よりも純粋な恋愛を表現できるからだろう。どちらも現実にはあり得ない女性の夢、すなわちロマントピアの進化した姿なのだ。

やおい愛好者や宝塚ファンは、男の友情に「萌える」という。男同士の絆は、女を排除したところではじめて成立する。――かたい絆で結ばれていた2人の男のあいだに女が割り込んで友情が失われる、というのが物語の定番だ。「生死を共にする男の友情」を女は手に入れることができない（とされている）。だからこそ、男同士の絆を性愛に読み替えることに背徳的な欲望（萌え）を感じるのではないだろうか。

ちなみに男の「萌え」は、生身の女をアニメキャラなどの二次元に抽象化することで原理は同じだが、こちらはポルノトピアの進化型で、そこにロマンスはない。

11. 父子をめぐる「知りたくない」事実

■本当に自分の子どもなのか

科学的に正しいことが、常に感情的に受け入れられるわけではない。17世紀に地動説を説くことは神への冒瀆とされ、ガリレオは裁判にかけられた。

ここで、すべての男性にとって（おそらくは大半の女性にとっても）知りたくなかったデータを紹介したい。不愉快な気分になるかもしれないことを最初にお断りしておく。

あなたは、自分の子どもがほんとうに自分の子どもであることに、どの程度確信を持っているだろうか？

この問いを、母親はバカバカしいと一笑にふすだろう。病院で新生児を取り違えでもしないかぎり、自分が産んだ子どもが生物学的な意味での「実子」であることに疑問の余地はない。

だが父親にとって、これはきわめて深刻な問いだ。

DNA鑑定のなかった時代には、生物学的な親子関係は外見から類推するしかなかった。

もしかしたら、自分とはなんの遺伝的関係もない、赤の他人の子どもを一生懸命育てているのかもしれないのだ。

もしこれがかんたんにできるなら、モテる男は既婚の女と浮気して、自分の遺伝子を受け継いだ子どもを、妻を寝取られたあわれな夫に育てさせればいい。

カッコウは自分で子どもを育てず、他の鳥の巣に托卵する。短期間で孵化したカッコウの雛は、まわりの卵や雛を巣の外に押し出し、仮親からの給餌で成長する。「利己的な遺伝子」はきわめて狡猾なので、自らを複製するわずかなチャンスがあれば、それをぜったいに見逃さないのだ。

社会的な動物でもチンパンジーのような乱婚型なら、父親は子育てをしないから、血がつながっているかどうかに関心を持つ理由はない。だが一夫一妻型では、父親は子どもにさまざまな資源（リソース）を投入するのだから、「托卵戦略」は大問題になる。

処女を珍重したり、思春期を迎えた女性の顔にヴェールをかぶせたり、クリトリスなど女性器の一部を切除したり、貞操帯で性行為ができないようにするのは、「托卵」への文化的な防衛策だと考えることができる（女性にとっては迷惑千万な話だが）。

ここで、「そんなのは男の被害妄想だ」と考えるひともいるにちがいない。どちらが正

[図表⑭-A] 父子の血縁関係を調べた研究

実子であることを確信している

調査対象	遺伝的に父子でなかった割合	サンプル数	調査実施年
スイス	0.83%	1607	1994
アメリカ（ミシガン）白人	1.49%	1417	1963
アメリカ（カリフォルニア）白人	2.1%	6960	1972
アメリカ（ハワイ）	2.3%	2839	1980
イギリス（ウエストロンドン）	3.7%	2596	1957

実子であることを疑っている

イギリス	16.6%	1702	1991
アメリカ（ロサンジェルス）白人	24.9%	1393	1986
アメリカ	25.0%	1000	1978
アメリカ	25.2%	2500	1982
スウェーデン	38.7%	5018	1980
南アフリカ（旧ケープ州）有色人種	40.1%	1156	1989

[図表⑭-B] 地域別の父子の血縁関係

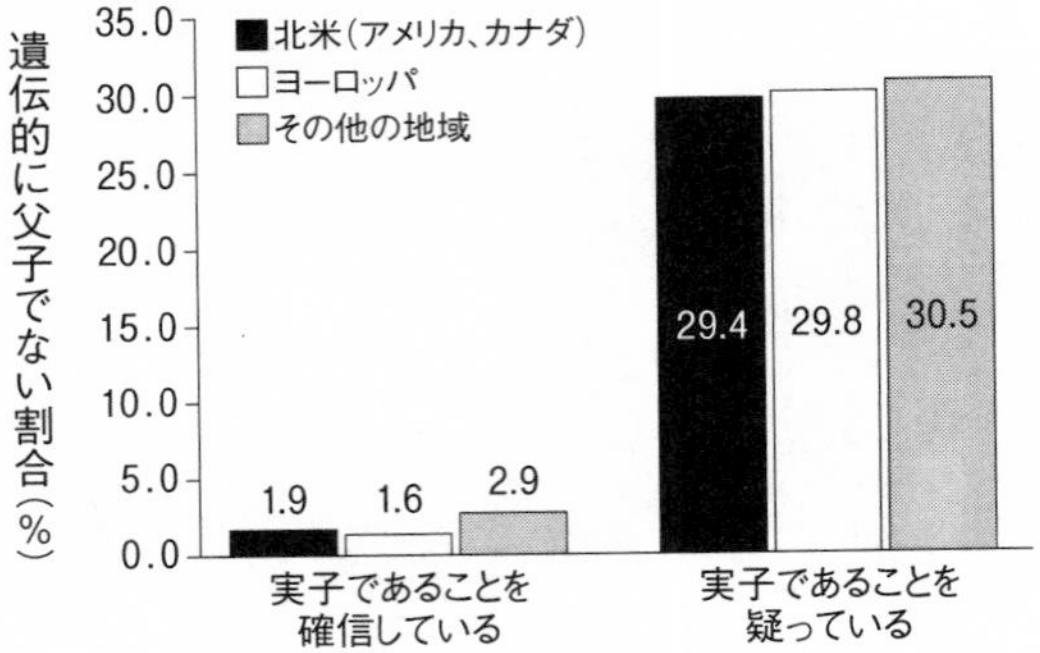

K. G. Anderson "How Well Does Paternity Confidence Match Actual Paternity?" より作成

しいか知るためには、人間集団でどの程度「托卵」が行なわれているかを調べてみなければならない。

こうした調査は、欧米を中心にじつはかなり行なわれている。

図表⑭-Aは、世界じゅうの実子判定調査を集めたものだ。実際には67の研究がリスト化されているが、サンプル数1000以上のものだけを選んだ。[21]

統計学的には父子をランダムにサンプリングしてDNA鑑定すればいいのだが、現実にはそのようなことはできないから、自主的に実子判定したひとたちを対象にするしかない。

どんなときに、自分と子どものDNAを照合しようと思うだろうか？

ひとつは、集団遺伝学の研究に協力したり、自分の家系を遺伝的に遡りたいケース。父親と母親は正式に結婚・同居しており、子どもとのあいだに生物学的なつながりがあることを疑っていないひとたちで、「実子であることを確信している」グループになる。

もうひとつは、生物学的な意味での父親であるかどうかに不安を抱いているケース。こちらは同棲や内縁関係だったり、両親が離婚していることも多い。「実子であることを疑

21 Kermyt G. Anderson (2006) How Well Does Paternity Confidence Match Actual Paternity?: Evidence from Worldwide Nonpaternity Rates, *Current Anthropology*

っている」グループだ。

当然のことながら、「実子であることを確信している」グループで「托卵」は少ない。それでも、1〜4%程度は父子のあいだに遺伝的な関係がなかった。

この表には加えなかったが、1980年にフランスで行なわれた調査では、「実子だと信じていたのに裏切られた」割合が6・9〜9・4%もあった。アマゾンに暮らすヤノマミ族は9・1%（75年調査）、アメリカ・ミシガン州の黒人は10・1%（63年調査）、1999年のメキシコの調査で11・8%とのデータもある。

これも当然ながら、「実子であることを疑っている」グループでは、父子が遺伝的につながっていない割合は17〜40%と大きく跳ね上がる（養子などで血縁がないことが明らかな場合は検査を受けないだろうから、ここには含まれない）。

やはりこの表には加えなかったが、1996年に行なわれたアメリカ・イリノイ州の調査で53%、63年のスウェーデンで55%、53年のアメリカで55・6%と、検査を受けた半数以上が実子でなかったケースが3件あった。

古い調査は信頼性が低く、最近のDNA鑑定はきわめて精度が高いが、リストでは調査実施年による偏りは見られない。

図表⑭-Bはこの結果を北米（アメリカ、カナダ）、ヨーロッパ、その他の地域に分けたものだが、実子であると確信していてもいなくても地域差はほとんどない。「その他の地域」は中南米、アフリカ、イスラエル、インドで、日本など東アジアのデータは含まれていない。

この「事実」をどう考えればいいだろうか？

■「托卵」の確率

あなたが父子関係に疑いを持っていないなら、平均すれば98％の確率で安心していい。逆にいえば、2％は「托卵」されている父親がいる。

あなたが妻の不貞を疑っているのなら、平均すれば3割の確率でその不安は現実のものとなる。しかし逆にいえば7割は杞憂《きゆう》なのだから、思い切って調べてみた方がいいかもしれない。

こうした研究結果を総合すると、父親が血のつながらない子どもを「誤って」育てているケースはどの程度あるのだろうか。これはあくまでも推計だが、研究者は10％前後ではないかと見積もっている。遺伝病を調べるために行なわれた調査で、10％の子どもが法的な父親と遺伝的なつながりがないとの結果が出たこともある。

このように考えると、なぜ（ほぼ）すべての社会でこの事実が隠蔽されてきたかがわかる。

夏祭りで10組の家族連れを見たとすると、10人の父親のうち1人は他人の子どもを知らずに育てている。地域の子どもたちを集めた公立学校では、40人学級のうち平均して4人の子どもが戸籍上の父親と生物学的な父親がちがう（しかも、そのことを知らない）。

あなたは、この「残酷な事実」に耐えられるだろうか。

ちなみに、いまでは簡易版のDNA親子鑑定キットが1万5000円ほどでネットで買える（説明文には精度99・99％以上とある）。専門機関での親子鑑定ですら3万円程度だ。

いずれ私たちの社会が、この「不愉快な問題」を突きつけられるのは避けられないだろう。

12. 女に発情期は残っている？

■トップレスのラップダンサーを調査

父親の10人に1人は他人の子どもを知らずに育てているらしい――。「ということは、10人のうち9人はちゃんと自分の子どもなんだから、べつに問題ないでしょ」という鷹揚《おうよう》なひとはたぶんいないだろう。

なぜこんなことになるのか。それを、女性の魅力から考えてみたい。

哺乳類にははっきりとした発情期がある。ヒトと遺伝子が99%同じチンパンジーは、妊娠できる排卵の時期には性皮と呼ばれるお尻の部分がピンク色に膨れ上がり、そのサインに興奮して集まってきたオスから、高順位（アルファやベータ）の相手を選り好みして交尾する。チンパンジーは乱婚だが、オスが競争しメスが選択するという性愛の構図はヒトと同じだ。

これまでの進化人類学では、ヒトはチンパンジーやボノボの祖先と分かれてから、発情期を失った（隠すようになった）とされていた。たしかに、外見から女性の月経周期を知ることは不可能だ。

だが2000年代になった頃から、「ヒトにも発情期が残っているのではないか」との研究が続々と出てくるようになった。

月経周期を28日とすると、1日目から8日目は妊娠しにくい月経期—卵胞期、排卵を挟んだ9日目から15日目は妊娠しやすい排卵期、16日目から28日目は受精卵の着床に備えて黄体ホルモン（プロゲステロン）が分泌される黄体期で、やはり妊娠可能性は下がる。

「ヒトにも発情期があるのか」の研究はこの月経周期を利用し、排卵期（発情期）とそれ以外の時期で、女性の行動や外見に変化があるかを調べる。

それによると、排卵期の女性は赤など挑発的な洋服を好み、行動も活発になってバーやクラブに出かけ、彫りの深い顔立ちや低音の声など、高いテストステロン・レベルを示す男の特徴に敏感になる。さらにはウエスト／ヒップの比率が、排卵期には男性が好む7対10の体型に近づいていくのだという。

だが、これらはすべて状況証拠だ。赤い服を着てクラブに行くようになっても、「男好み」の体型に変化しても、だからといってそれが「発情期」とはいえない。

だとしたら、どうやってそれを調べればいいのだろう。

アメリカの進化心理学者ジェフリー・ミラーらは独創的な実験を考えた。トップレスになって男性客の前で踊るラップダンサーが受け取るチップが、月経周期によってどのように変化するかを調べたのだ。[22]

実験に協力したのはニューメキシコ州アルバカーキのクラブで働く18名のダンサーで、平均年齢26・9歳、ダンサーとしての経験は平均6・4年。そのうち7名が排卵を抑制するピル（経口避妊薬）を服用しており、残りの11名は3カ月以上前からピルを使用しておらず排卵があった。

ラップダンサーは、アメリカの法律により、ショーツなどで陰部を隠さなければならない。このため、タンポンを使えば生理中でも働くことができる。

シフトは90分ごとで、中央のステージで顔見せで踊ったあと、ダンサーは客席に降りて男性客に声をかける。客が同意すると膝（ラップ）に座ったりしながら3分間のダンスを提供し、10ドル程度のチップを受け取る。客といっしょにＶＩＰラウンジに行き、2人きりでダンスすることもあり、この場合のチップの相場は20ドルだ。

22 Geoffrey Miller, Joshua M. Tybur and Brent D. Jordan（2007）Ovulatory cycle effects on tip earnings by lap dancers: economic evidence for human estrus? *Evolution and Human Behavior*

踊っているあいだ、ダンサーは客の耳元で囁きかけたり、(ズボン越しに)ペニスに腰骨を押しつけたりするが、客は両手を椅子のひじ掛けに置くなどして、ダンサーの身体に触れることはできない。これはVIPルームでも同じで、客に扮した風俗取締りの覆面警官に本番行為を取り押さえられると、店は即営業停止になる。

実験は60日間行なわれ、その間、ダンサーは月経周期とその日のチップの総額をウェブサイトの専用フォームに記入した。18人のダンサーのシフトあたりの平均的なチップ額は248・73ドルだった。

図表⑮は、実線がピルを使っていない(排卵のある)ダンサー、破線がピルを服用している(排卵が抑制されている)ダンサーの、日々のチップを記録したものだ。

■発情期の「見える化」

どちらも生理が始まった時期はもっともチップの額が少ないが、ピルを使っていないダンサーは卵胞期の終わりから急激にチップが増え、もっとも妊娠可能性が高く、女性ホルモンのエストロゲンのレベルが高い排卵期に平均を大きく上回る400ドル近くに達する。そこからチップの額はいったん減るが、黄体期の中期、エストロゲン・レベルがふたたび

［図表⑮］ 月経周期とチップの額

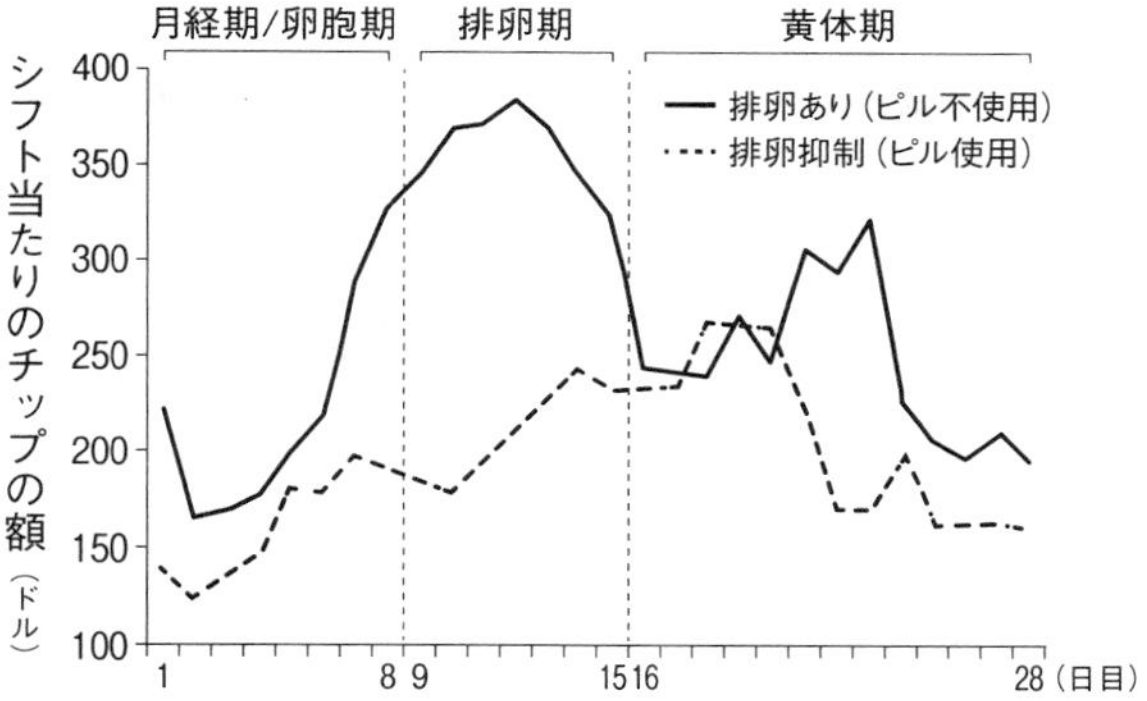

G. Miller et al. "Ovulatory cycle effects on tip earnings by lap dancers" より作成

上昇するのに合わせて2度目のピークをつけている。

それに対して、ピルによって排卵が抑制されたダンサーは、生理が終わってもチップの額はゆるやかにしか上昇せず、黄体期初期のピークでも平均をわずかに上回るだけだ。

月経周期でラップダンサーのチップの額は変動し、その金額は女性ホルモンのレベルにほぼ重なっている（P53［図表⑧］）。ピルを服用するダンサーには排卵期のピークがなく、チップの額の変動もよりゆるやかだ。

なぜ、こんなはっきりしたちがいが生じるのだろうか。有力な仮説は、排卵期になると、ラップダンサーはより魅力的になり、踊りもセクシーになるのではないか、というものだ。

これまでの研究では、排卵期の女性はフェロモンの匂いが強くなったり、表情やしぐさが色っぽくなったり、男性を相手に楽しそうにおしゃべりするようになることが報告されている。それが男性客を誘っているように見えるから、思わず追加のチップを差し出すのかもしれない。

もちろん、これも推測にすぎない。だが、女性にも排卵の前後に「発情期」があるらしいことが、ラップダンサーのチップの額によって「見える化」された意味は大きい。

これまでの通説では、ヒトの発情期は隠されているとされてきた。だとしたら、進化の過程で隠蔽したはずのものが、女性ホルモンのレベルが上がるとともに「こぼれ出て」、それが男性を引きつけるのだろうか。

それとも、この「発情期」にはもっと明確な目的があるのかもしれない。

正しいかどうかはまだわからないものの、論文の著者たちは、「目的」があるとしたら、それはよりよい遺伝子を持つ男（アルファ）の子どもを産むためではないかとする。妊娠しやすい排卵期の前後に冒険的になり、バーやクラブで挑発的に振る舞えば、魅力的な男が寄ってくるだろう。

行動遺伝学では、女性の場合、浮気の遺伝率はおよそ40％とされている。排卵期の女性が浮気してアルファの男の子どもを産み、その子を長期的な関係を持つ男＝夫の資源（リソース）を使って養育している。――これなら、「10人の父親のうち1人が他人の子どもを知らずに育てている」という奇妙な現象が説明できるのだ。

13. 「進化論的に合理的」な女の托卵戦略

■短期的なパートナーと長期的なパートナー

自己チューな男にとってもっとも都合がいいのは、妻に子育てさせながら、ほかの女と浮気して子どもを産ませることだ。男にとって精子をつくるコストはほぼゼロだから、これで自分の子どもをどんどん増やしていくことができる。

この「浮気戦略」はあまりにも一般的なので、ちょっと前までは政財界の大物に隠し子がいるのは珍しくなかった。それが「道徳に反する」とされるようになったのはつい最近のことだ。

だとしたら、女は男の無責任な浮気に黙って耐えるしかないのだろうか。男が好む物語(時代劇とか)ではたいていそうなっているし、「誰のおかげでメシが食えると思ってるんだ!」と妻を罵倒し、浮気を正当化するしょーもない男もあいかわらずたくさんいる。

しかし、「女は純情」という(男にとって)都合のいい常識は、いまや大きく揺らいでいる。DNA鑑定が安価に行なわれるようになったことで、「父親の10人に1人は知らずに他人の子どもを育てている」という驚くべき事実（ファクト）が明らかになったからだ。

男にとっての「浮気戦略」と同様、女にとっても「進化論的に合理的」な戦略がある。それが、「短期的なパートナー」と「長期的なパートナー」の使い分けだ。

「短期的なパートナー」は浮気者だが魅力がある「アルファ」だ。性的魅力は（ある程度）遺伝するから、その子どもも多くの子孫を残すだろう。これが、女が「男らしさ」に惹きつけられる理由だ。

しかしここには罠がある。アルファの男にはいくらでも女が寄ってくるのだから、その最適戦略は乱婚で、子どもの面倒など見ないのだ。幼い子どもを抱えて放り出されたら、食べ物を探しにいくこともできず、母子ともに飢え死にしてしまう。

「長期的なパートナー」は、男としての魅力はたいしたことないものの、子煩悩で家族の面倒をよく見る「ベータ」だ。きびしい環境のなかで母子が生き延びるには、男から食料などの資源（リソース）を提供されることが死活問題だ。

「短期的なパートナー」と「長期的なパートナー」の使い分けは、哺乳類はもちろん鳥類でもよく見られる。オスが子育てに協力する種では、メスは他のオスの子どもをこっそり育てさせる。「托卵」は、長大な進化の過程で編み出された、男（オス）の「浮気」に対する女（メス）の対抗戦略なのだ。

とはいえ、すべての女が「托卵」を目的に男と長期的関係を持とうとするわけではない。これでは、女に資源を提供する男がいなくなってしまう。だから、女の大半（9割あるいは8割、すくなくとも5割以上）は1人の男とパートナーシップを結ぶ「純愛戦略」で子どもを育てている（はずだ）。

だがこれは、「純粋な女」と「ずる賢い女」がいるという話ではない。どちらの戦略を採るかは相手次第で決まる。それを調べたのが、アメリカの心理学者マーティー・ヘーゼルトンらの研究だ。[23]

実験には、アメリカの大学で心理学を学ぶ38人の女性が参加した。年齢は17～22歳だが、1人だけ43歳の学生がいた。全員が異性愛者で、ピルは服用していなかった。彼女たちのうち25人は特定の男性と「ロマンティックな関係」にあると申告した（そのうち7人は実験中に関係が破綻した）。

実験参加者は、35日間にわたって性愛に関するさまざまな質問に回答するとともに、生理が始まった日を報告した。これによって、月経周期で女性の「恋愛心理」がどのように変化するのかと同時に、パートナーの男性の態度がどう変わったかも知ることができる。

それに加えて、参加者は自分とパートナーの「魅力度」を申告し、同時に、オリエンテーションの際にスタッフが独自に評価した。こうして、①魅力的な女性、②さほど魅力的でない女性、③魅力的な男性、④さほど魅力的でない男性、に参加者（およびパートナー）は分類された。

実験の結果、シングルの女性も、パートナーのいる女性も、（妊娠可能性の高い）排卵期と、それ以外の時期では、恋愛心理にはっきりとした変化があった。それを示したのが図表⑯だ。

■排卵期と男の嫉妬

排卵期の女性は、自分のことをより魅力的でセクシーだと感じ、クラブやパーティなど男性との出会いのある場所に出かけることに強い興味を示した（パートナーがいるかどうかでちがいはなかった）。

そのうえで研究者は、男女間で以下の4つの仮説が成り立つことを確認した。どれも興

23 Martie G. Haselton and Steven W. Gangestad（2006）Conditional expression of women's desires and men's mate guarding across the ovulatory cycle, *Hormones and Behavior*

味深いので、順に紹介していこう。

【仮説①】男の魅力度はパートナーの浮気に影響する。

あまり魅力的でない(ベータ度の高い)男とつき合っている女は、排卵期に他の男と浮気することが多かった。魅力的な(アルファ度の高い)男とつき合っている女は、排卵期でも他の男に魅力を感じなかった(図表⑯-A)。

【仮説②】男の魅力度は男の嫉妬や所有欲に影響する。

魅力的な男は、恋人が他の男とつき合うことをさして気にしなかった。あまり魅力のない男は、排卵期の恋人を監視し支配したがった。自分に魅力があると思えば、男は恋人の裏切りを心配する必要がないが、魅力のない男は、排卵期に浮気されるリスクが高くなるのだ。

【仮説③】女の魅力度は男の嫉妬や所有欲に影響する。

魅力的な女は、月経周期にかかわらずパートナーの嫉妬や監視がきびしかった。あまり魅力的でない女は、排卵期にだけパートナーの嫉妬と監視が強まった。魅力的な女は常に他の男の誘惑にさらされているから、監視を怠ることができない。だが監視には「コス

［図表⑯－A］ 魅力のない男はパートナーから浮気される？

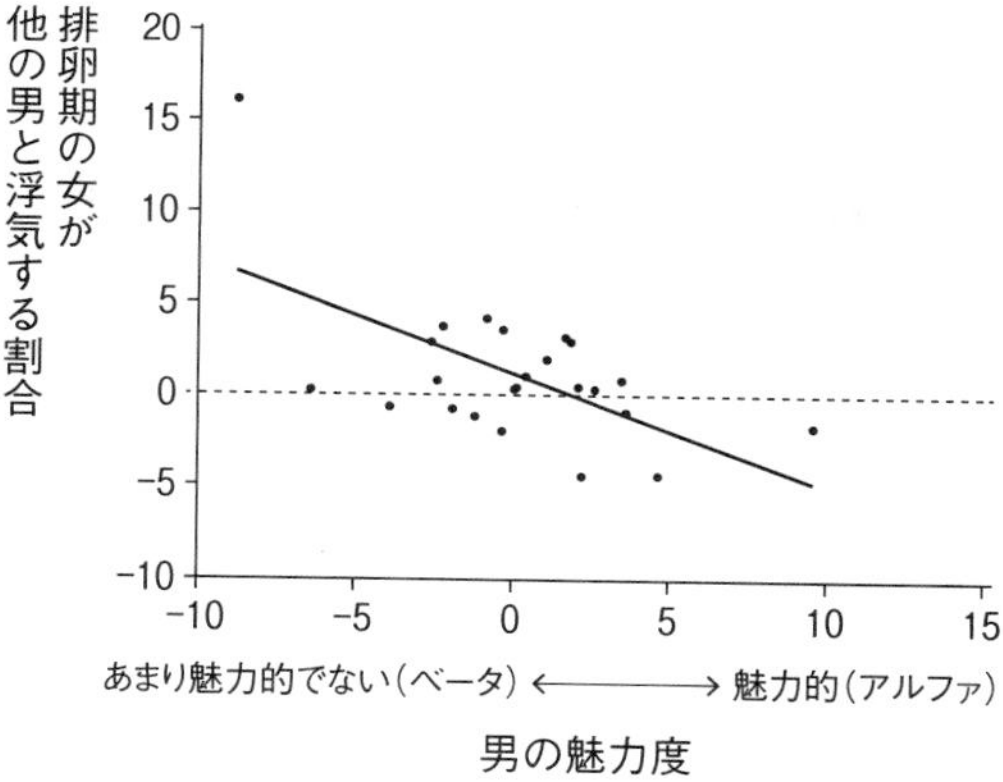

［図表⑯－B］ 魅力的な女はパートナーから常に監視される？

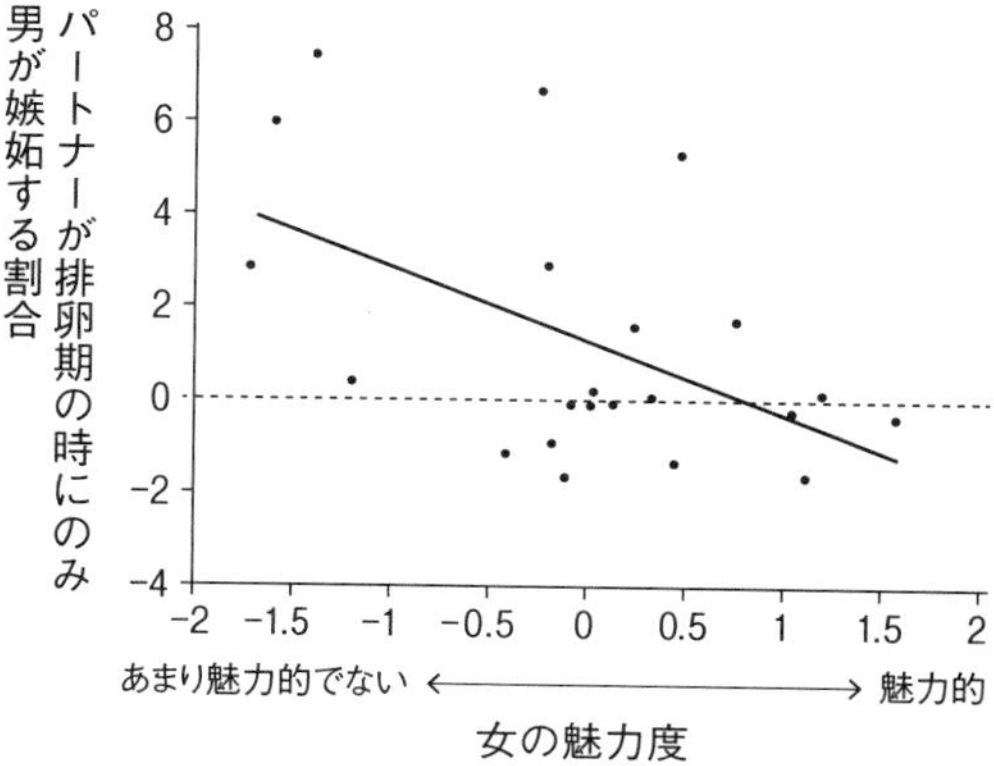

M. G. Haselton and S. W. Gangestad "Conditional expression of women's desires and men's mate guarding across the ovulatory cycle" より作成

ト」がかかるので、魅力のない女に対しては、妊娠可能性の低い時期に監視をゆるめるのは経済合理的だ（図表⑯-B）。

【仮説④】女は排卵期に、より大きな欲望とパワーを感じる。

妊娠可能性が高くなる排卵期は男にとって貴重な機会なので、女はパートナーに対してより大きなパワーを行使できる。魅力のない男は、この時期に強い要求にさらされた。

どうだろう？　男なら（女も）思い当たることがあるのではないだろうか。

男が排卵期の恋人を囲い込もうとするのは、外見や言動、周囲の男の様子から、（無意識のうちに）「托卵」のリスクに気づくからだ。女はそんな男の嫉妬を知りつつ、どの戦略を採るべきかを（これも無意識に）計算する。これが、現代の進化論が明らかにしつつある男と女の関係だ。

ロマンス小説の金字塔である『風と共に去りぬ』では、ヒロインのスカーレット・オハラは、アルファのレット・バトラーとベータのアシュレー・ウィルクスのあいだで揺れる。だがスカーレットが「進化論」を知っていれば、レットとのあいだに産んだ子どもをアシュレーに育てさせればよかったのだ。――これではなんの「ロマン」もなくなるだろうが。

14. 心とからだ、どっちの浮気がより傷つく？

■進化の軍拡競争

初期の進化心理学では、男の性戦略は「乱婚（短期的関係）」で、女は「純愛（長期的関係）」だとされてきた。しかしいまでは、これは男にとって都合のいいお伽噺《とぎばなし》だということがわかっている。

男も女も、生存と生殖にとってもっともすぐれた遺伝子を後世に残すように進化してきた。これが「利己的な遺伝子」説だが、じつはこれは（わかりやすいように）因果関係を逆にしていて、正確には、「生存に適さない遺伝的形質が淘汰され消えていった結果、有利な遺伝子が残った」になる。進化論がとてつもなく強力な理由は、この身も蓋もないシンプルさにある。

多くの子どもをつくるのは「モテる」男で、テストステロンのレベルが高い「アルファ」だ。しかしヒトは、進化の過程で脳を極端に発達させたことで、出産後も授乳や育児に多大なコストがかかる。そのため女には、自分と子どもに食料や安全などの「資源（リソース）」を提供する「ベータ」の男が必要だ。

そう考えると、女にとって最適な性戦略は1人の男につくす「純愛」ではなく、妊娠可能性の高い排卵期には短期的な関係を好み、それ以外の妊娠しにくい時期は長期的関係を維持するように進化することになる。

DNA鑑定などない時代に（人類史の大半がそうだ）、利己的な遺伝子は、アルファの男の子どもをベータの男に育てさせる「托卵」のプログラムを女の脳に埋め込んだ。

しかしそうなると、男もなんらかの対抗戦略を進化させたはずだ。これは「進化の軍拡競争」と呼ばれるもので、ウイルスが（感染しやすいように）進化すると免疫システムも（感染を防ぐように）進化し、その戦いが延々と続いて、ウイルスも免疫もとてつもなく巧妙で精緻なものになる。

男でも女でも、相手の「裏切り（浮気）」への対抗戦略は嫉妬と呼ばれる。だが「男女の性愛の非対称性」から、男と女ではその表われ方が異なるはずだ。

このことに気づいたのは進化心理学者のデヴィッド・バスで、次のようなかんたんな質問によって男女の嫉妬のちがいを証明した。[24]

【問1】過去の真剣な恋愛、いま好きな相手、あるいは将来望む恋愛について考えてください。そのうえで、あなたが熱烈に愛するひとが、他の相手に関心を持っていることがわかったとします。次の状況を想像したとき、どちらがより傷つき、怒りますか？

（A）あなたの恋人はその相手と深い感情的なつながりがある。

（B）あなたの恋人はその相手と情熱的なセックスをしている。

【問2】あるいは、次の状況を想像したとき、どちらがより傷つき、怒りますか？

（C）あなたの恋人はその相手と、異なる体位でセックスしている。

（D）あなたの恋人はその相手と恋に落ちている。

この質問では、「性的な裏切り」と「感情的な裏切り」のどちらがよりマシかを訊いている（「どちらもイヤ」という答えはできない）。

図表⑰は「性的な裏切りの方がより傷つく」と答えた（BとCを選んだ）男女の割合を示したもので、一見してはっきりとわかる性差がある。

24 David M. Buss, Randy J. Larsen, Drew Westen and Jennifer Semmelroth（1992）Sex Differences in Jealousy: Evolution, Physiology, and Psychology, *Psychological Science*

［図表⑰］「感情的な裏切り」より「性的な裏切り」の方が傷つく割合

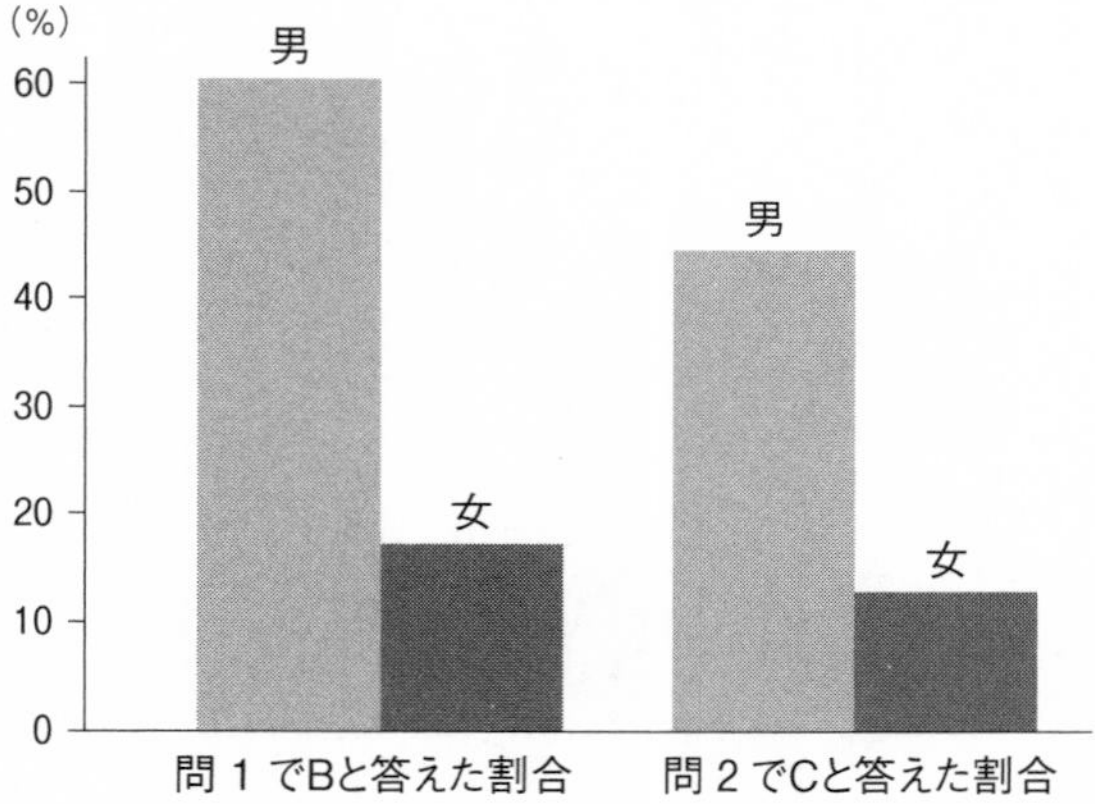

D. M. Buss et al. "Sex Differences in Jealousy" より作成

最初の質問では、恋人が別の相手と情熱的なセックスをしていることを想像して怒りに駆られるのは男が60％で、女が17％だ。これは女の回答者の83％が、彼氏がほかの女とセックスするよりも、深い感情的なつながりがあることに嫉妬するということだ。次の質問では、寝取られることへの男の嫉妬が若干下がるが、やはり男女の回答に大きな性差がある。

男は女の「性的な浮気」に不寛容で、女は男の「感情的な浮気」に不寛容だ。なぜこのようなちがいが生じるのだろうか？

■嫉妬の男女差

#MeTooの現代では想像できないだろうが、昭和の時代には妻帯者が風俗で遊ぶことは「男の甲斐性」と見なされた。映画『極道の妻たち』で描かれたように、ヤクザの組長が二号、三号の女に子どもを産ませることも当たり前だった。

夫が風俗で遊んでも、子どもができなければ、「資源」の大半は妻のものだ。「お妾さん」とのあいだに子どもができても、正妻との序列が厳格に決められているのなら、妻の座は揺るがないばかりか、かえってステイタスが上がったりする。

複数の妻子を養うには、きわめて大きな「資源」が必要になる。ヤクザだけでなくほとんどの伝統的社会では、そのような男（ビッグマン）の正妻が、女集団のヒエラルキーの頂点に立つのだ。

だが夫が別の女と強い感情的なつながりを持つと、「資源」がその女に奪われる恐れがある。これは自分と子どもたちにとってきわめて重大な「生存の危機」なので、それを素早く察知し、防ごうとする。このように女の嫉妬は、「夫（恋人）の資源をいかに確保するか」から理解できる。

それに対して男にとっての最大のリスクは、別の男の子どもを知らずに育てさせられる

「托卵」だ。そのため、子どものできる可能性がない「感情的なつながり」には比較的寛容な一方、妻（恋人）が他の男とセックスする徴候にはきわめて敏感になる。

「ほんとうにそうなのか」と疑うひとには、ここから導かれる予想を書いておこう。

妻が同窓会などでかつての男友だちに会うことに、夫はほとんど関心を示さない。それに対して、夫が会社の若い女の部下と親しくすることに妻は強く嫉妬する。――心あたりがあるのではないだろうか。

女の「托卵」に対する男の対抗戦略は、不幸なことに、人類史の大半において「暴力」だった。妻や恋人に言い寄る男を殴り倒し、ほかの男に関心を示す女を暴力で支配して、「血のつながらない子ども」に貴重な資源を割くことがないよう防衛してきたのだ。

その結果、ほとんどの殺人は男により、男に対して行なわれる。国連の調査では、殺人事件の加害者の95%、被害者の79%が男だ。

男による女への暴力も深刻で、アメリカの大学生を対象に行なわれた調査では、女性の34%が、拒絶した男性につけまわされたり、いやがらせをされた経験がある。アメリカで殺害された女性の5〜7割が夫、元夫、恋人、元恋人の被害者だとされる。その原因は嫉妬であり、男性の独占欲だ。

いまではネットで「DNA親子鑑定キット」を売っているから、自分の子どもかそうでないかはかんたんに判別できる。こうした技術が普及すれば女の「托卵」戦略は不可能になり、男の暴力も不要になるだろう。

これは（たぶん）よいことなのだろうが、遺伝子が科学技術に適応して進化するまで、おそらく1万年程度はかかる。その間、女はずっと男の理不尽な暴力に怯えつづけなくてはならないのだろうか。

しかし、絶望することはない。科学技術が進歩すれば、いずれ遺伝子組み換えによって、男から「暴力性」を取り除くことができるようになるはずだ。そのときまだ「恋愛」が残っているかどうかはわからないが。

15. 条件づけされる男たち

■パブロフの犬とフェティシズム

「パブロフの犬」の話は誰もが学校で習っただろう。イヌにベルの音を聞かせたあとに餌を与えることを繰り返すと、ベルの音を聞いただけでよだれをたらすようになる。

これは「条件づけ（すり込み）」と呼ばれ、中性刺激（ベルの音）と無条件刺激（餌を与える）をセットにすると、中性刺激だけで無条件刺激と同じ反応（よだれをたらす）を得られるようになる。

だったら、人間も同じように「条件づける」ことができるだろうか。これを実際に試してみた興味深い実験がある。[25]

「パブロフの犬」にされたのはノースダコタ大学で心理学を学ぶ18～20歳の男子学生9人で、3人ずつ3組のグループに分けられた。

学生たちはまず、ヌードやセミヌードの写真から、もっとも興奮する5枚を選んだ。それから個室に入ると、快適なリクライニングチェアに座ってパンツを下ろし、ペニスにプレチスモグラフィと呼ばれるリングを装着する。これはペニスの勃起度（周囲の長さ）と血流を測定する装置だ。

リクライニングチェアの前にはモニターが置かれていて、第一グループの学生3人には、小銭の入ったビンの写真が15秒間流されたあと、（自分で選んだ）エロティックな写真が30秒映される。その後、勃起が収まるまで2分の休憩が与えられ、ふたたび同じ順番で写真が表示される。

この手順が15回繰り返されるのだが、その間にランダムに、小銭の入ったビンの写真だけが5回表示される。

第二グループはこの順番が逆になっていて、エロティックな写真が30秒流された後で、小銭の入ったビンの写真が15秒映される。第三グループでは、どちらの写真が先になるかはコンピュータがランダムに選ぶ。

一連の実験が終わると学生たちはいったん帰宅し、翌週と翌々週にまた研究室を訪れて同じことをさせられた。つまり、エロティックな写真と小銭の入ったビンの写真を計45回

25 Joseph J. Plaud and James R. Martini (1999) The Respondent Conditioning of Male Sexual Arousal, *Behavior Modification*

（15回×3週）、小銭の入ったビンの写真だけを計15回（5回×3週）見ることになる。

この実験では、パブロフの犬のベルにあたる中性刺激が「小銭の入ったビンの写真」で、餌にあたる無条件刺激が「エロティックな写真」だ。イヌがベルの音でよだれをたらしたように、小銭の入ったビンの写真を見ただけで勃起すれば条件づけが成功したことになる。しかし、「万物の霊長」たるヒトさまがイヌと同じ反応をするのだろうか？

論文には9人の学生全員の勃起度の変化が記載されているのだが、ここではそのなかから2人を選んだ。「ベースライン」は勃起していないときのペニスの太さだ。

図表⑱－Aは、エロティックな写真を先に見せられた第二グループの学生の1人が、ランダムに挟まれた小銭の入ったビンの写真を見たときの勃起度だ。

このケースは餌を与えられてからベルを鳴らされたのと同じだから、条件づけはなされていない。当然のことながら、小銭の入ったビンの写真を見て勃起するはずはなく、ペニスはベースラインからほとんど膨張しない。これは、写真の順番がランダムに表示された第三グループも同じだった。

それでは、パブロフの犬と同じ条件づけが行なわれたグループはどうなったのだろうか。それが図表⑱－Bだ。

[図表⑱-A] 条件づけられていない男子学生

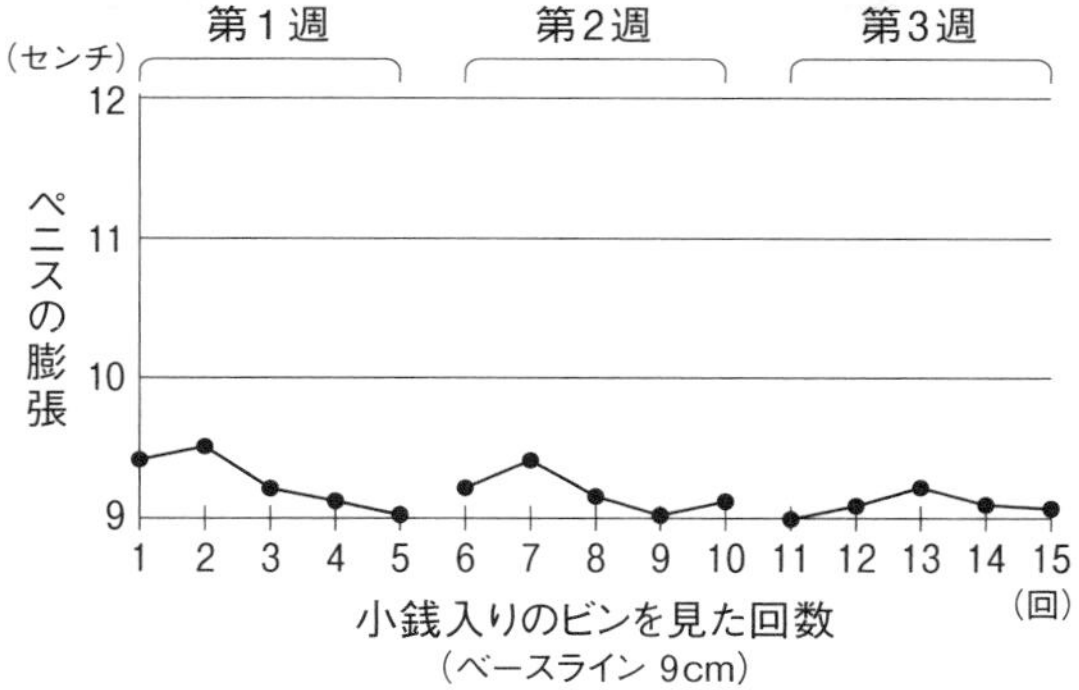

[図表⑱-B] 条件づけられた男子学生

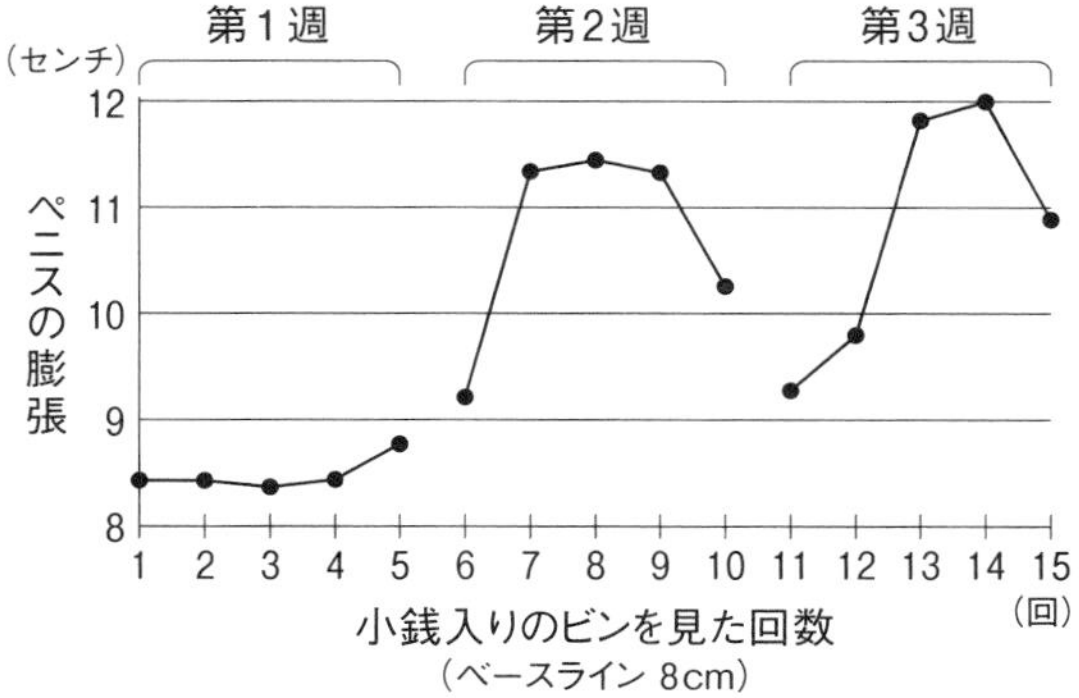

J. J. Plaud and J. R. Martini "The Respondent Conditioning of Male Sexual Arousal" より作成

これは第一グループの被験者の1人だが、第1週（1～5回）は、小銭の入ったビンを見てもまったく勃起していない。ところが第2週（6～10回）では、2度目にビンの写真を見たとき（7回目）いきなりペニスが11センチまで膨張している。第3週（11～15回）では、3度目（13回）と4度目（14回）にビンの写真を見たときにペニスが12センチまで膨張した。

驚くべきことに（あるいは情けないことに）この学生は、なんでもない写真と性的写真を交互に見せられただけで、パブロフの犬と同じく、小銭を入れたビンの写真で勃起するようすり込まれてしまったのだ。

この結果にはいくつかの注釈が必要だ。

性的に条件づけられた場合、ペニスは膨張したものの、かんぜんに勃起したわけではない。

また、第2週で条件づけが成功したにもかかわらず、第3週の1度目（11回）と2度目（12回）ではほとんど反応していないことから、すり込みの効果は1週間程度で消えるようだ（ただし、同じ刺激を与えられるとすぐに復活する）。

フェティシズムは、女性の足やうなじなど身体の局部や、下着やタイツなどへの過剰な執着・偏愛のことだ。ここから誰もが思い浮かべるのは、フェティシズムをこうした条件づけで説明できるのではないかということだろう。

しかし、両者には明らかなちがいがある。条件づけの場合、中性刺激だけを与えつづけると（ベルの音だけ聞かせて餌を与えないと）やがて効果（よだれをたらす）は消失してしまう。だがフェティシズムでは、いったん女性の身体パーツに魅かれると、それを見つづけても飽きることはなく、逆にますます執着するようになる。

フェティシズムの研究者は、一生つづくような性的嗜好は思春期に形成され、大人になってから別のパーツやモノに興味を持つことはめったにないという。ここからフェティシズムは、たんなる条件づけではなく、子どもから大人へと変わる特定の時期（臨界期）に受けた刺激に拘束されるのではないかと考えられている。

もうひとつ興味深いのは、性的な条件づけには明白な男女の性差があることだ。さまざまな研究で、男性の被験者には革のブーツなどに性的興奮を結びつけることができるが、女性には効果がないことが知られている。

■哀しいオスの性

オスのヒツジをヤギに育てさせると、このヒツジは臨界期にあたる若い時期にメスのヤギだけを見て暮らすことになる。こうして成長したオスのヒツジは、その後、メスのヤギとだけしか交尾しようとしなくなる。

ところがメスのヒツジをヤギに育てさせた場合は、成長したメスのヒツジはオスのヤギともオスのヒツジとも交尾した（〝バイセクシャル〟になった）。

オス（男）は臨界期の性的なすり込みを打ち消すことができず、メス（女）にはすり込みの効果がほとんどない。フェティシズムは、生得的なプログラムと偶然の組み合わせのようだ。

なぜこのような性差が生じるのか。そのもっともシンプルな説明は、男の性欲がとてつもなく強いことだろう。とりわけ被験者となった18歳から20歳の男子はテストステロンの濃度がもっとも高い時期で、頭のなかはセックスのことで爆発しそうになっている。だからこそ、ちょっとした刺激を与えられただけで性的に反応し、条件づけられてしまう。

小銭の入ったビンにまで欲情する男の性欲には、どこか「悲劇的」なところがあるのだ。

16. 女はどんな男となら「いく」のか

■進化のいたずらが生んだ「おまけ」

女のオーガズムは、進化論ではずっと謎だった。

生殖のために男にオーガズムが必要な理由は誰だってわかる。射精にともなう快感がなければ、わざわざセックスなどという面倒なことをしようとは思わないだろう。

しかしこの理屈では、女のオーガズムは説明できない。生殖システムとしては、オーガズムがあろうがなかろうが女は妊娠できるのだから、それは余計なものなのだ（多少の快感は必要かもしれないが）。

このように考えたのは著名な進化生物学者のスティーヴン・ジェイ・グールドで、「クリトリスは男の乳首と同じ」と論じた。

母親の乳首は授乳のために必要不可欠だが、父親の乳首はなんの役にも立たない。それなのになぜあるのかというと、発生学的に、メスに乳首をつけるにはオスにもつけないといけないからだ。すなわち、男の乳首は「おまけ」だ。

同様に発生学的には、ペニスとクリトリスは胚の段階では未分化の同じ組織だ。それが性ホルモンの働きによって、子宮内でそれぞれ異なる形態に発達する。

ペニスでもっとも敏感なのは亀頭だが、同様にクリトリスの先端（「陰核亀頭」と呼ばれる）にも末梢神経が集中している。このため多くの女性にとって、クリトリス先端への刺激がもっとも確実にオーガズムに達する方法になる。

ここからグールドは、ペニスの先端（亀頭）を敏感にするためには、クリトリスの先端も同じようにするしかなかったと考えた。すなわち女性の「絶頂」は、進化のいたずらが生んだ「おまけ」だというのだ。

しかしその後、女性のオーガズムにもちゃんとした理由（進化的適応）があるという反論が現われた。この説では、オーガズムにともなって膣や子宮が収縮すると、吸引ポンプのように精子を子宮に送り込み、妊娠確率を高めるとする。

この「子宮吸引効果」は測定が困難なのだが、「（月経周期のなかでもっとも妊娠可能性の高い）排卵期の女性はオーガズムに達しやすい」などの傍証はたくさんある。

恋愛小説などでは、「ある男とのセックスはオーガズムに達し、別の男だといかない」という女性心理がよく描かれるが、これも進化の適応として説明できる。女はオーガズムによって、どの男の子どもを産むかを（無意識に）「選択」しているのだ。

アダルトビデオは、女優が「いく」場面で男の欲望をかきたてる。たいていの男は、女が「いった」かどうかをものすごく気にする。オーガズムに達しないことが「選ばれていない」サインだとすれば、こうした男の習性も理解できるだろう。

そうなると、女性はどんな男となら「いく」のかが問題になる。

もっともシンプルな答えは、「愛する男」だろう。深い愛情と信頼があるからこそリラックスしてセックスを楽しみ、オーガズムに達するのではないか。

もしこの説が正しいとすると、「避妊した方がオーガズムに達しやすい」という仮説も成り立ちそうだ。未婚の女性にとっては予期せぬ妊娠は大きな不安材料だから、コンドームやピルの使用によってその怖れがなくなれば、やはりリラックスしてセックスを楽しめるだろう。

これを実際に確かめてみたのが、アメリカの進化心理学者ランディ・ソーンヒルらだ。[26]実験に協力したのは、ニューメキシコ大学で心理学を学ぶ学部生の異性愛カップル86組。

26 Randy Thornhill, Steven W. Gangestad and Randall Comer（1995）Human female orgasm and mate fluctuating asymmetry, *Animal Behaviour*

アメリカの大学では、こうした実験の被験者になることが手っ取り早く単位を取る方法になっている。

被験者の平均年齢は男性21・38歳、女性20・28歳で、最年少は17歳だが、社会人を経て入学した学生もいるため最高齢は男性で40歳、女性で37歳だった。そのうち8組が結婚しており、4組が一緒に子どもを育てていて、それ以外に4人の男性と2人の女性に他のパートナーとのあいだの子どもがいた。

被験者はさまざまなプライベートな質問に(もちろん匿名で)答えたあと、外見を評価された。

ひとつは「身体の対称性」で、足、足首、手、手首、肘、耳の幅や長さを0・01ミリ単位で計測した。

その後、被験者の顔写真を撮影し、実験のことを知らない第三者が10段階で魅力度を評価した。

それ以外にも被験者の社会階級(上流/中流/下流)、10年後に稼いでいるであろう収入(金持ちになれそうかどうか)、社会的権威(支配性/説得力/社会的排除の指標)、愛情(どれだけ相手のことを気にかけているか)、性的な放縦さ、独占欲などさまざまな項目が(自己報告で）調べられた。これらはいずれも、先行する研究で女性のオーガズムに影響するとされたものだ。

それをまとめたのが図表⑲で、細かな数値は省略して、統計的に有意かどうかだけを示している。

■大切なのは対称性

ひと目見てわかるように、女性がオーガズムに達するかどうかに関係する要素は、（男性の）身体の対称性だけだ。交際期間の長さ、男の期待収入や社会的地位、外見の魅力度ばかりか、愛情の有無もオーガズムとは関係ない。

この驚くべき結果は、より詳細な分析でも変わらない。

男女の性的経験（これまでのセックスパートナーの数）、直近1カ月のセックスの回数、避妊しているかどうかも、オーガズムとは相関がなかった。ただし身長や体重を加えた分析では、大柄な男とのセックスの方がオーガズムに達しやすいことが示唆された。

なぜ「対称性」がこれほど重要なのか？　じつはこれは、生物学ではまったく不思議なことではない。昆虫から哺乳類まで、さまざまな生き物が「対称的」な相手を好むことが

［図表⑲］女性のオーガズムを予測する男性パートナーの特徴

予測要素	統計的有意
男性の特徴	
身体の対称性	○
年齢	×
社会的地位	×
将来の期待収入	×
社会的権威	×
外見の魅力	×
男性の関係性	
愛情	×
性的放縦さ	×
独占欲	×
交際期間	×

R. Thornhill et al. “Human female orgasm and mate fluctuating asymmetry” より作成

知られている。

これは、「生き物は対称的に発達するように設計されている」からだ。対称的な個体は健康で、対称性が崩れているのは、遺伝的な疾患や感染症など生殖の相手としてふさわしくない徴候なのだ。

男でも女でも、対称性の高い顔を魅力的に感じることがわかっている。進化のプログラムが対称性の高さを「よい遺伝子」の指標にしているなら、均整のとれた男とセックスした女が（無意識に）オーガズムに達し、その子どもを産もうとしても不思議はないだろう。

この実験で興味深いのは、「フェイク・オーガズム」の報告だ。

ある女性は、「これまでいちどもオーガズムを経験したことはなく、いつもいったふりをしている」と答えたが、そのパートナーは「すべてのセックスで彼女はいっている」と回答した。

こうした極端なケースを除いても、女がオーガズムを偽るケースは、男が「いったふり」を疑うケースよりも多かった。

「どんなときに女はいったふりをするのか」で、統計的に有意だった項目はひとつだけだった。それは、「パートナー以外の男に性的に惹かれているとき」だ。

浮気を疑う男は、女が「いく」かどうかで貞操を確かめようとする。女はそれをわかっていて、「いったふり」で男の嫉妬をかわそうとするようだ。

17. オーガズムに愛は関係ない？

■性的な魅力度の高い子どもを産むために

「女は身体の対称性の高い男とのセックスでオーガズムを感じやすい」という研究で衝撃的なのは、パートナーとのあいだに愛情があるかどうかは「よいセックス」に関係ないらしいことだ。

しかし、こうした研究には限界がある。もっとも確実なのは、ランダムに選んだ女性の被験者に、（脳内の画像を撮影する）ｆＭＲＩのなかで、さまざまなタイプの男とセックスしてもらうことだ。これならフェイク・オーガズム（いったふりをすること）を排除したうえで、どのような男が「いかせる」のかを客観的に測定できるだろう。

もちろんこんなことができるわけはないから、「女のオーガズム」という未知の領域の探求は（自己申告の）質問紙調査に頼るほかなくなる。当然、条件や質問内容が異なれば結果が微妙にちがってくる。

前回の研究では、「男性パートナーの外見的な魅力度はオーガズムと関係ない」とされたが、別の研究では、魅力的だと感じている相手とのセックスではオーガズムに達しやすいとの結果がでている。ただしこの研究でも、パートナーとの関係に満足しているかどうか（愛情の有無）はオーガズムとは相関がなかった。

健康で性的な魅力度の高い子どもを産むためには、卵子に合体させる精子を「選択」しなければならない。子宮を吸引ポンプのように収縮させるオーガズムがそのための進化の仕組みだと考えれば、男の身体の対称性（健康の指標）や外見の魅力度が「いく」ことと関係する理由を説明できる。

しかしここには、ひとつ重要な要素が抜けている。それは男の「富」だ。

進化心理学者は、西欧諸国だけでなくアジア、アフリカ、中南米の国々でも、あるいは狩猟採集の伝統的社会ですら、女が普遍的に経済的な資源を持った男との長期的な関係を望むことを発見した。

じつは前回の研究でも、この可能性は検討されていた。だが被験者が大学で心理学を学ぶ学部生だったため、「将来、パートナーの男性がどの程度金持ちになりそうか？」という質問で代替するほかなかった。いうまでもなく、「金持ちになりそう」と「実際に金持ちであること」ではぜんぜんちがう。

これを調べたのがトーマス・ポレットらの研究で、1999年から2000年にかけて中国で行なわれた「性的な態度や行動、性感染症などについての大規模調査」にもとづいている。[27]

欧米の研究者も参加して実施されたこの調査では、都会から地方の村まで、中国の社会経済階層を代表する60の地域から各83名がランダムに抽出され（被験者総数約5000名）、詳細な質問に回答した。ポレットらはここから、男性のパートナーがいる女性の被験者1534名の回答を分析した。

中国では性はきわめて微妙な話題なので、女性の被験者への質問は自宅とは遠く離れた場所で、夫やパートナーは同席せずに行なわれた。匿名性が守られることを説明したうえで、本人が望めば（質問者にもわからないように）パソコンに回答を直接入力することもできた。ここまでやっても被験者がほんとうのことを語っているとは確信できないが、きわめて信頼性の高い社会調査であることは間違いない。

■カネがものをいう？

この調査によって、被験者のオーガズムの頻度（常に／しばしば／ときどき／ほとんどない／まったくない）とさまざまな要素との統計的な相関関係を調べることが可能になった。

ポレットらがもっとも注目したのは、パートナー（夫）の収入と身長だ。

収入は月収1万元（調査当時の購買力で月収50万〜60万円に相当）を「富裕」としたうえで、「中流の上」「中流の下」「貧困」の4段階に分類した。

身長は外見的な魅力度の代替指標で、この調査では、身体の対称性や、第三者が評価したパートナーの魅力は考慮できなかった。

結果はきわめてはっきりしていた。

ひとつは、男性の身長は女性のオーガズムとは関係がなかった。もうひとつは、男性の富は女性のオーガズムに強く影響していた。

図表⑳では、所得階層別に、「常にオーガズムを感じる」と「まったくオーガズムを感じない」女性の割合を示している。

パートナーとのセックスでいつもオーガズムに達している女性の比率は、「貧困」「中流の下」「中流の上」では6％から8％でほとんど変わらないが、男性が「富裕」の場合は

27 Thomas V. Pollet and Daniel Nettle (2009) Partner wealth predicts self-reported orgasm frequency in a sample of Chinese women, *Evolution and Human Behavior*

[図表⑳] 男性パートナーの収入とオーガズム

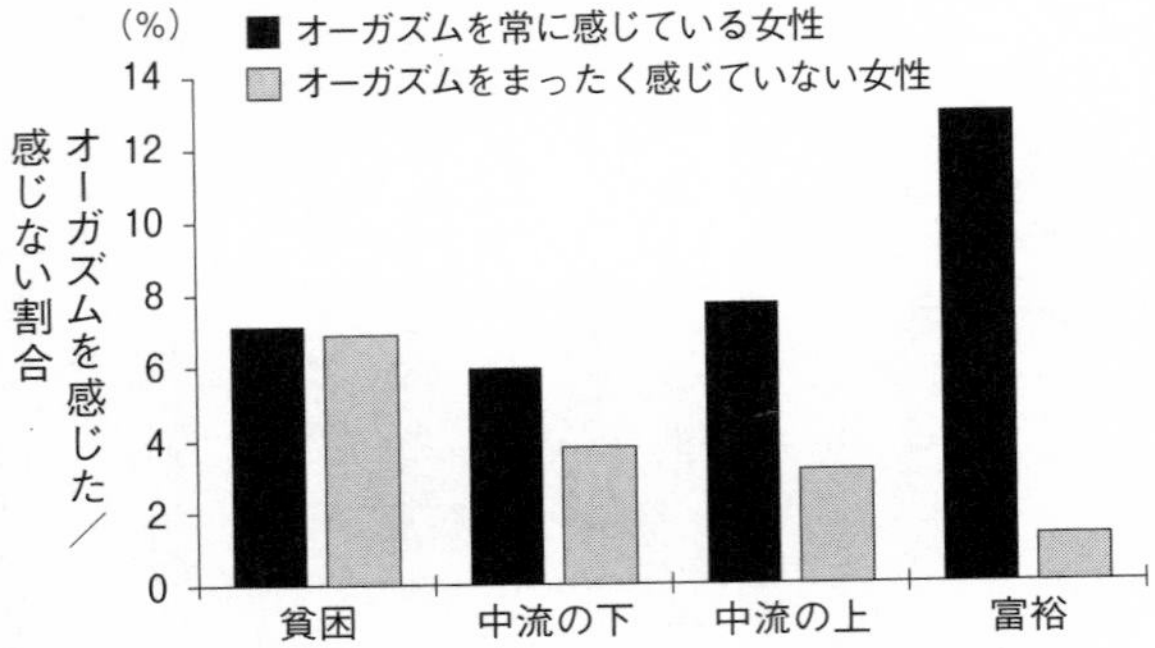

T. V. Pollet and D. Nettle "Partner wealth predicts self-reported orgasm frequency in a sample of Chinese women" より作成

12%超と約2倍になる。より顕著なのは「まったくオーガズムを感じない」女性の比率で、「貧困」の6%超から「富裕」の1%程度まで、パートナーの収入が増えるにつれて「不感症」がはっきりと減っていく。女性をオーガズムに導くには、男の「カネ」がものをいうのだ。

この早急な結論に対して、疑問を持つひともいるだろう。

たとえば、オーガズムはパートナーの学歴と相関するのかもしれない。——学歴の高い男は収入が高く、同時に女性を「いかせる」ことができる。あるいは、女性の幸福度と相関しているのかもしれない。——幸福な女性はオーガズムに達しやすく、同時に、夫が富裕である可能性が高い。

さらには、オーガズムの有無は西洋化の程度で変わるのかもしれない。——上海など沿岸部は世帯収入が多く、男女ともに西洋文化に触れる機会が多い。それに対して内陸部は世帯収入が少なく、西洋の性文化は縁遠い。

これらは「疑似相関」と呼ばれるが、じつはこの大規模調査では、以下のような項目も調べていた。

- 年齢
- 性的な関係にある期間
- 地域（南沿岸部から東北部まで6地域）
- 幸福度（「とても幸福」から「とても不幸」まで4段階）
- 健康（「とても健康」から「不健康」まで5段階）
- 教育（「学歴なし」から大学卒まで6段階）
- パートナーとの学歴格差
- パートナーとの収入格差

その結果、教育（「学歴なし」で負）、地域（南沿岸部で正）、年齢（高齢になるほど負）、性的な関係にある期間（長くなるほど負）でオーガズムとの相関関係が観察された。年をとるほど、つき合いが長くなるほどオーガズムを得られなくなるなど、どれも常識的な結果だろう。だがそれ以上に、どのような要素を組み合わせても、オーガズムにもっとも強く影響したのはパートナーの収入で、例外はいっさいなかったのだ。

これは統計的にきわめて頑強な結果だが、いったい何を意味しているのだろうか。

婚活サイトのビッグデータの分析では、男の関心が「若さ」に集中する一方で、女の興味は「収入と資産」に集まることがわかっている。そんな「金持ちの男」とセックスすると、女はオーガズムに達しやすい。

「利己的な遺伝子」は、健康で魅力的な男だけでなく、社会的・経済的に成功した男にも惹かれ、その子どもを産むようなプログラムを女の脳に埋め込んだのだ、たぶん。

18. 東洋の女性は性に対して保守的？

■「人種と性」におけるステレオタイプ

中国で行なわれた大規模調査に基づいて、「女は金持ちの男とのセックスでオーガズムに達しやすい」との研究を紹介した。

これに対しては、「それは中国人女性だからで、他の国にはあてはまらない」との反論があるだろう。その背後には、「貧しい（あるいは強欲な）中国人だからそんな結果になるんだ」という偏見が隠されている。「オーガズムはカネがものをいう」という不都合な結果を「環境決定論」で説明しようとすれば、「あそこは遅れている（自分たちはちがう）」という話にするほかないのだ。

とはいえ、「差別的」との理由だけでこのステレオタイプを否定することはできない。そこで今回は、「人種（民族集団）と性」についてのステレオタイプがどの程度正しいのかをみてみよう。

「1960年代の〝性革命〟以降、欧米の（白人）女性が開放的になる一方で、いまだに封建的な因習が根強く残る日本や中国・韓国など東アジアの女性は性に対して保守的だ」

この文章に、ほとんどのひとはなんの違和感も覚えないだろう。実際、環境＝文化が性意識に影響しているという研究はたくさんある。

アメリカやカナダで行なわれた人種別の性意識調査では、東アジア系の女性はヨーロッパ系の（白人）女性と比べて、性についての知識が乏しく、性的経験が少なく（処女率が高く）、不感症やセックスへの忌避感を訴える割合が高かった。

だとしたら、「（性に対して）進んだ」白人女性は「よいセックス」を手に入れやすく、「遅れた」東アジアの女性は性的満足を得ることが難しいだろう——。研究者たちは当然のようにこう考え、次のような「通説」を唱えた。

①保守的な東アジアの女性は、性的な経験が少ないのだから、進歩的な白人女性に比べて、ポルノなどの性的刺激に敏感にちがいない。
②しかしながら、保守的な東アジアの女性は性に対して罪悪感を持っているのだから、身体的な興奮を（無意識に）抑圧して、性的満足はあまり感じないだろう。
③同じ東アジア系でも、北米で生まれ「文明化」された女性は、伝統的なコミュニティで

育った移民一世など「文明化されていない」女性に比べて、性的満足を得やすいはずだ。

いずれももっともらしいが、どことなくうさん臭くもある。そこでカナダ、ブリティッシュ・コロンビア大学のモーラ・ユールらは、実験によってこのステレオタイプを検証してみることにした。[28]

被験者は19歳から35歳までの38人の白人女性と37人の東アジア系女性で、大学の告知（1単位の取得）と地域広告（10ドルの報酬）で募集された。東アジア系女性のうち43%がカナダ生まれで、51%がアジアの国で生まれた（残りはそれ以外の出生国）。被験者の64%に現在つき合っている男性パートナーがおり、交際期間の平均は24・2カ月だった。

被験者は性意識や性格についてのさまざまな質問に答えたあと、個室に案内されて、ヴァギナにプレチスモグラフィを挿入した。これはタンポン型の器機で、膣内の毛細血管の充血度（身体的な性的興奮度）を測定することができる。

個室での10分間のリラックスタイムのあと、被験者の前のモニターに3分間の「(性的

28 Morag Yule, Jane S. T. Woo and Lori A. Brotto (2010) Sexual Arousal in East Asian and Euro-Canadian Women: A Psychophysiological Study, *The Journal of Sexual Medicine*

な要素を含まない）ニュートラル動画」と、8分間の「エロティック動画」が映された。エロティック動画は、白人の男女が全裸でキス、愛撫、オーラルセックス、性交をするものだ。

このポルノ映像を観たあと、被験者は主観的な性的興奮度や性的満足度を報告した。

■環境は影響しない？

性生活についての質問では、白人女性は東アジア系女性よりも男性パートナーと（オーラルセックスなど）積極的な性体験をしていた。また東アジア系女性は、白人女性よりも性についての知識が乏しかった。ここまでは先行研究のとおりだ。

だがそれ以外では、これまでの通説とかなり異なる結果になった。

図表㉑-Aは、ニュートラル動画とエロティック動画のプレチスモグラフィの変化を示したもので、一見、東アジア系女性の方が興奮しているように見えるが、これはニュートラル動画のときの（興奮していない）膣の充血度が白人女性よりも高いからだ。重要なのはエロティック動画を観たときの変化の度合いで、それは白人でも東アジア系でも変わらない。

［図表㉑-A］白人女性と東アジア系女性の身体的興奮度

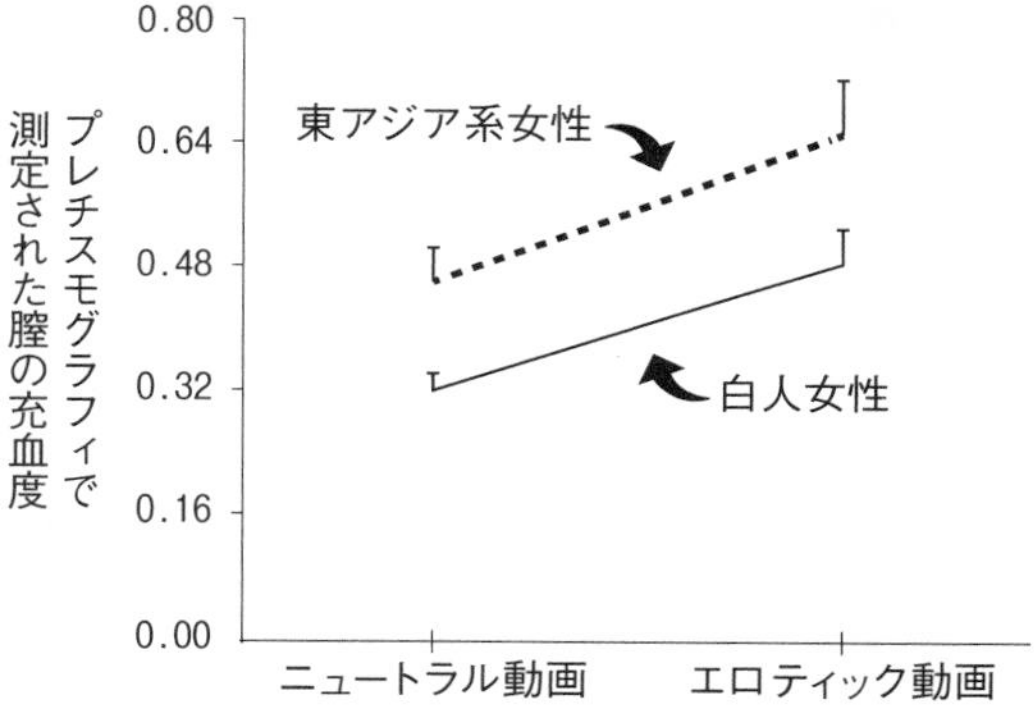

［図表㉑-B］白人女性と東アジア系女性の主観的興奮度

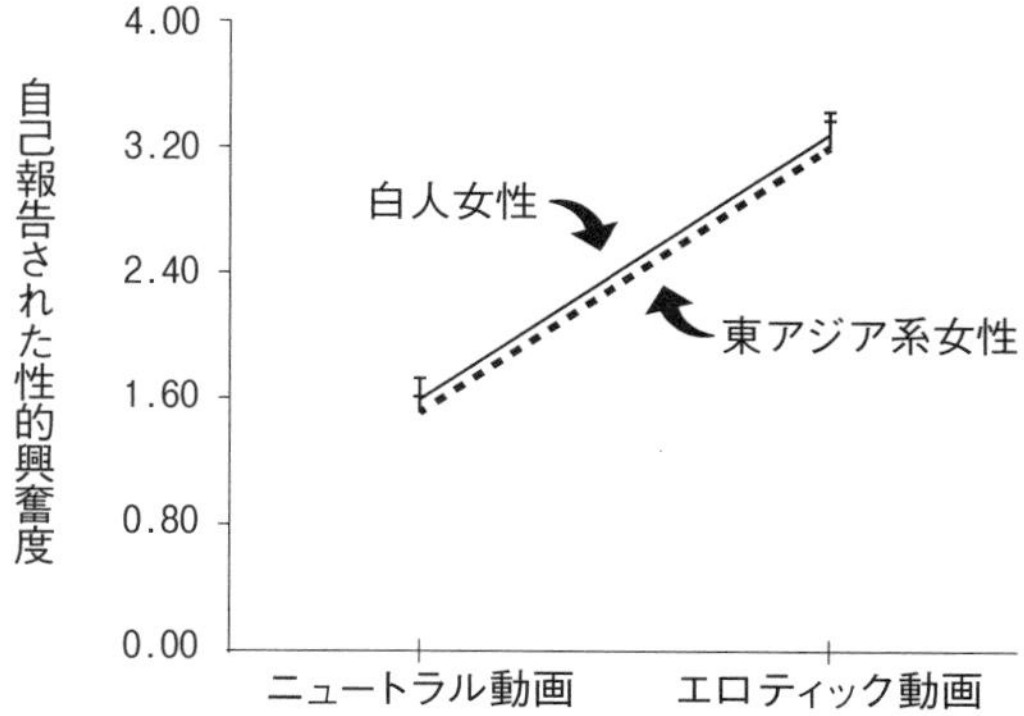

M. Yule et al. "Sexual Arousal in East Asian and Euro-Canadian Women" より作成

「文化的抑圧」仮説が正しいのなら、性的な刺激にあまり触れたことのない東アジア系女性は、性情報も性的体験も豊富な白人女性よりポルノに強く反応し、膣が充血するはずだが、実際にはそのようなことは起こっていない。

図表㉑-Bはポルノを観たあとに自己報告した性的興奮度で、こちらは白人女性も東アジア系女性もまったく同じだ。

それ以外の指標でも人種の差はほとんど観察されず、「文化的抑圧」仮説が予測するような、ポルノを観た東アジア系女性の不安感が高まったり、性的興奮を抑えるような徴候もなかった（「主観的な性的満足度」のみ、白人女性の方が東アジア系女性より若干高かった）。

より興味深いのは、東アジア系のなかですら、西欧文化に馴染んだ（カナダ生まれの）女性と、伝統的なコミュニティで育った女性とのあいだになんのちがいも見られなかったことだ。

これらの結果は、「文化は性意識に影響する」という通説のほとんどが実際には妥当しないことを示唆している。

育った文化が異なっても、性的刺激に接した女性は同じような身体的な反応をするし、主観的にも同じように感じる。それが人種（民族集団）で異なっているように見えるのは、まさに「文化的抑圧」によって、性的体験の表現の仕方が異なるからだろう。

この興味深い研究によれば、「白人だから」とか「日本人だから」とかのステレオタイプで性を語ることは不適切だ。すべての女性は、文化や宗教などの「社会的関係性」のちがいを超えて、とてもよく似た性的体験をしている。

しかしこれは、考えてみれば当たり前の話でもある。これまでどんな研究者も、「人種によって男の性欲や性意識が異なる」などという主張をしたことはないのだから。

男はみんな同じで、女は生まれ育った文化に支配されている——。これはアカデミズムにも根深い「男性中心主義」そのものだろう。

男も女も、つきつめれば、同じ「動物」として生きているのだ。

19. ペニスは何のために長いのか？

■同性間競争か精子競争か

女性のオーガズムがどのようなものかは、生理学的にはほぼ解明されている。それが図表㉒で、生殖器への刺激によって興奮し、一定期間、中程度の快感がつづく（喘ぐ）と、突然、筋収縮をともなう強い快感がやってくる。

この仕組みは男女で同じだが、女性のオーガズムの平均時間は男性よりやや長く、約24秒間持続する（男性は15秒）。それに加えて、（ご存じと思うが）多くの女性は短時間の間をおいて繰り返しオーガズムを体験できるが、男性は射精の直後にもういちど勃起するのは難しい。

こうした詳細がわかったのは、巨大なドーナツ型をした金属製の脳スキャナーに頭部を固定し、静脈から追跡用の放射性物質（トレーサー）を注入し、直腸にオーガズムにともなう収縮を測定する機器を挿入した状態で、パートナーにクリトリスを刺激してもらってオーガズムに達するという困難な実験に進んで参加した勇気ある女性たちがいたからだ。[29]

［図表㉒］女性のオーガズムの快感

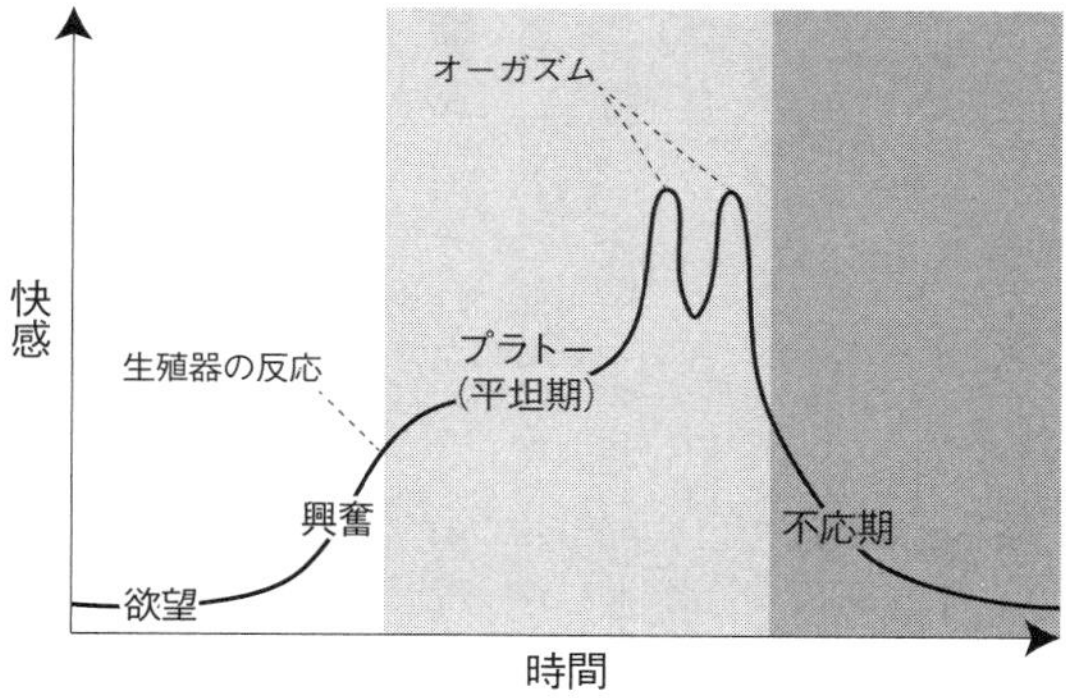

デイヴィッド・J・リンデン『触れることの科学』より作成

残された大きな謎は、「女性のオーガズムはなんのためにあるのか？」だ。

これまでの研究では左右の対称性が高かったり、社会的・経済的地位の高い男性との性交で女性はオーガズムに達しやすいようだった。オーガズムによる子宮頸部の律動が精子を吸引し、妊娠確率を高めるとの研究もある。ここから推測されるのは、女性がオーガズムによって、誰の子どもを産むかを「選り好み」している可能性だ。

しかしこれは、「ヒトは一夫一妻に進化した」という常識とは相容れない。この理屈が正しいのなら、旧石器時代の女性は複数の男性と日常的にセックスしていたことになる。

一夫多妻の種では、オスは配偶者の獲得をめぐってはげしい肉体的な闘争、すなわち「同性間競争」を強いられる。そうすると、角や牙などが極端に発達したり、オスの身体がメスにくらべてきわめて大きくなったりする。ハーレムをつくる典型がゾウアザラシで、オスの体重はメスの7倍にもなる。

人類にちかい霊長類ではゴリラが一夫多妻で、オスの身体はメスよりずっと大きい。ゴリラのもうひとつの特徴は、立派な身体に比べてペニスと睾丸がものすごく貧弱なことだ（ヒトより小さい）。どのオスがメスを独占するかは、セックス以前の「同性間競争」で決着がついているので、男性器を発達させる必要がなかったのだ。

それに対して乱婚のチンパンジーやボノボは、ヒトよりずっと大きな睾丸を持っている。メスの膣内で複数のオスの精子が混じり合うのだから、ライバルより大量の精子を放出した方が有利になる。これは「精子競争」だ。

ここまでの理屈はシンプルだが、次なる疑問は、「だったらヒトの性はどっちに進化したのか」だ。

ヒトはペニスも睾丸もゴリラよりずっと立派だから、かんぜんな一夫多妻でないことは間違いない。男女の体格差も、女性を100として男性が108～112程度だ。

その一方で、ヒトの睾丸はチンパンジーよりずっと小さい。このことは、ある程度の精子競争が存在したとしても乱婚にはほど遠いことを示唆している。

一夫多妻でも乱婚でもないとすると、一夫一妻だろうか。たしかに一夫一妻なら同性間競争の圧力はなく、男女の身体の大きさはそれほど変わらない。だがそれと同時に精子競争もないから、ゴリラ並みの男性器でじゅうぶんということになる。

この謎はずっと研究者たちを悩ませてきたが、ゴリラ（一夫多妻）ではないがチンパンジー（乱婚）でもないということで、「一定程度の精子競争のある一夫一妻」として落ち着いた。

しかし近年、この「定説」に異が唱えられるようになった。

理由のひとつは、ヒトのペニスが特異な形状をしていることだ。たしかにチンパンジーは立派な睾丸を持っているが、ヒトのペニスは長さも外周もチンパンジーの2倍はある。

そのうえヒトのペニスには亀頭冠があり、勃起するとキノコのようなかたちになる。見慣れているから当たり前だと思うかもしれないが、これほど奇妙なペニスの持ち主はヒトだけだ。

29　デイヴィッド・J・リンデン『触れることの科学　なぜ感じるのか　どう感じるのか』河出文庫

何のためにこんな進化をしたのかは、次のように考えることができる。

まず、ペニスが長ければその分だけ子宮に近い位置で射精できる。次に、亀頭冠のあるペニスを膣内で前後にはげしく動かすことで、自分より前に（膣内に）残っていた他の男の精子をかきだすことができる。すなわちヒトの特異なペニスは、精子競争の効果的な「武器」なのだ。

チンパンジーのオスは睾丸の大きさで精子競争に勝ち残ろうとするが、ヒトは睾丸の代わりにペニスを発達させたのだ。[30]

■喘ぎ声の役割

心理学者のクリストファー・ライアンと精神科医のカシルダ・ジェタは、「なぜ女性はエクスタシーで叫ぶのか？」という、これまで誰も思いつかなかった問いを提起した。[31]

人類が進化の大半を過ごしたアフリカには、ライオンなど多くの肉食獣がいた。そんなサバンナで大きな声をあげるのは、きわめて危険だ。だからこそ男は、黙ってピストン運動をして短時間で射精するように進化した。

それにもかかわらず、女は性交のときに大きな喘ぎ声を出す。そこには、肉食獣に襲われるリスクを上回るメリットがあるはずだ。

ライアンとジェタは、女の喘ぎ声は男たちを興奮させ、呼び寄せると考えた。エクスタシーで叫ぶのは、効率的に複数の男とセックスするためなのだ。

これはいまだ異端の説だが、女性のオーガズムをすっきり説明できる。

ヒトはもともと「乱婚」で、女が喘ぎ声で男を惹きつけ、男は亀頭冠のある長いペニスで精子競争をする。女だけが連続してオーガズムに達することができるのは、1人の男と繰り返し愛し合ったからではなく、複数の男と次々とセックスするためなのだ。

そのうえ女は、「いく」か「いかない」かでどの男の精子を子宮に受け入れるかを（無意識に）選択している。そのとき選ばれるのは、身体的に魅力的だったり、より多くの資源を持っていたりする、遺伝子を後世に残すのに有利な男だ。

アダルトビデオ（AV）でもっとも多いシチュエーションは、男女の一対一のセックス

30 ジェシー・ベリング『なぜペニスはそんな形なのか　ヒトについての不謹慎で真面目な科学』化学同人

31 クリストファー・ライアン、カシルダ・ジェタ『性の進化論　女性のオルガスムは、なぜ霊長類にだけ発達したか？』作品社

（一夫一妻）でも、1人の男優と複数の女優とのセックス（一夫多妻）でもなく、1人の女優と複数の男優との乱交だ。ＡＶ女優はあらかじめＮＧ項目を決めることができるが、乱交をＮＧにする女優はほとんどいないという。――男性グラビア誌に、ＡＶに出演する理由として「安全な乱交（複数の男とのセックス）をしてみたかった」と語る女の子が出ていた。

これは欧米のポルノビデオも同じで、洋の東西を問わず、現実にはあり得ない「一妻多夫」がＡＶに頻出するのは、現代人の性意識の古層に「乱交」が刻印されているからではないだろうか。

20. 男の暴力はどこから生まれた？

■霊長類の子殺し

「人類は乱婚として進化した」という刺激的な説の証拠（エビデンス）は、男のペニスと女のオーガズムだ。

乱婚のチンパンジーと比べて、ヒトのペニスは長さも外周も約2倍あるだけでなく、霊長類で唯一、勃起するとキノコのような形になる亀頭冠を持っている。この形状は、ピストン運動で膣内に残された他の男の精子を掻き出し、子宮近くで射精するのに最適だ。

女性のオーガズムは筋収縮をともない、それがポンプのように精子を吸い上げる。セックスの相手によって「いく」「いかない」が異なるのは、女性が無意識のうちにどの男の子どもを妊娠するかを選り好みしているからだ――。

この理屈はかなり魅力的ではあるものの、ヒトには乱婚ではうまく説明できない顕著な特徴がある。それが「男の暴力」だ。

図表㉓は、１９８４年のカナダ統計局の調査（1万６１０３人のランダムサンプル）に

［図表㉓］子どもの年齢ごとで調査した実の親と義理の親により殺される危険性〈1974〜83年〉

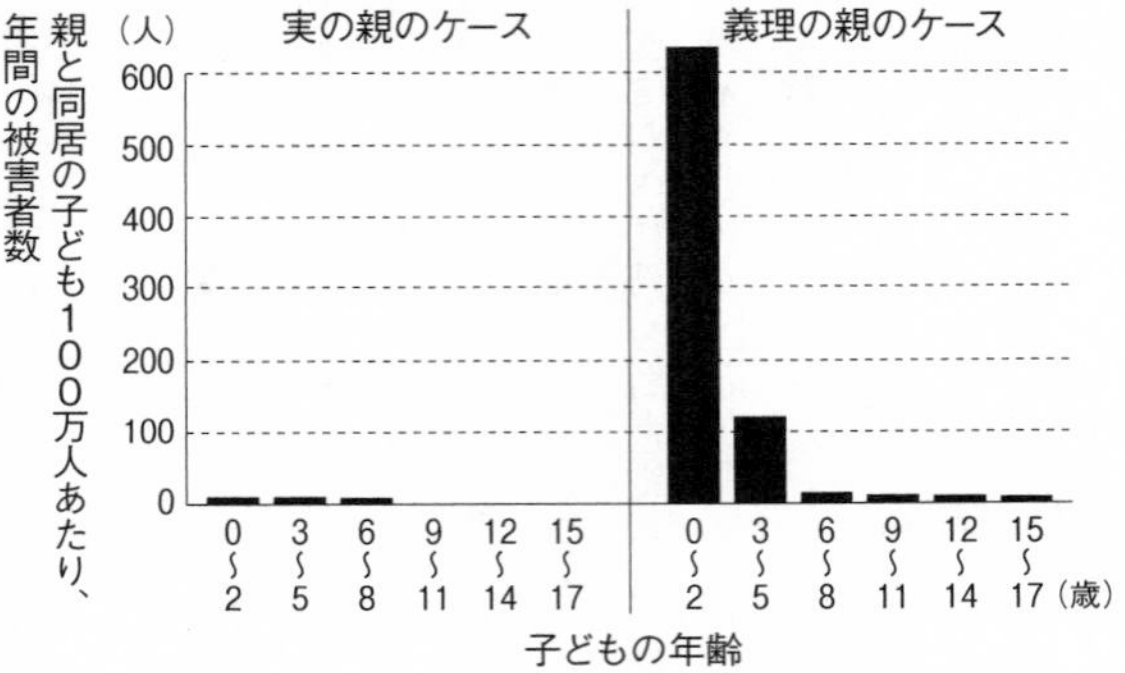

マーティン・デイリー、マーゴ・ウィルソン『人が人を殺すとき』より作成

基づいて、1974〜83年の10年間に実子と継子で殺される子の危険性を推計したものだ。[32]

図を見れば一目瞭然だが、実の親と義理の親では、子どもが殺されるリスクが大きく異なる。実親は子どもをほとんど殺さないが、乳幼児が義理の親によって殺されるリスクは数十倍から100倍にもなる（虐待でも同様の結果が出ている）。

なぜこんなことになるかは、霊長類の子殺しから説明できる。

チンパンジーは弱小の群れに遭遇すると、オスと乳児を皆殺しにして（その肉を食べ）、メスを自分たちの群れに迎え入れる。

なぜ乳児を殺すかというと、授乳中のメスは妊娠できないからだ。乳をやる赤ん坊がいなくなると、メスはふたたび女性器を腫らして発情するようになる。

同様に「利己的な遺伝子」は、自己の複製を最大化するように〝乗り物（ヴィークル）〟であるヒトを「設計」した。血のつながらない（遺伝子を共有していない）子どもに貴重な資源を分け与えるのは、きわめてコストが高い。だとすれば男は、そのコスト源を「処分」したうえで、新たに自分の子どもをつくるよう進化したはずだ――という話になる。

これは進化心理学のなかでももっとも評判の悪い理論のひとつだが、不愉快だからといって間違っているということにはならない。実親と義理の親で子殺しや虐待の危険性がこれほどちがう理由は、（いまのところ）これ以外に説明できないのだ。

もちろん、ヒトとチンパンジーは同じではない。

乱婚では誰が自分の子どもかを知る方法がないから、チンパンジーのオスは子育てにまったく興味を示さない。

それに対してメスは、自分が産んだ子どもを確実に見分けることができる。こうして乱婚の種では、子育てはメスだけが行なうことになる。当然、実の子どもと義理の子どもの

32　マーティン・デイリー、マーゴ・ウィルソン『人が人を殺すとき　進化でその謎をとく』新思索社

区別はなく「継子いじめ」もあり得ない。

「人類乱婚説」では、旧石器時代に男と女は村の別々の場所で暮らしていたと考える。大きな獲物を持ち帰ったときなど、特別な「祝祭」で若い男女が乱交し、そこで生まれた子どもは女共同体のなかで、母親や姉妹、祖母などによって育てられたというのだ。

しかしそうなると、男は特定の女に愛情を抱くことも、他の男に嫉妬することも、自分の子どもを気にかけることもなくなるはずだ。これは、現代の性愛とは大きくかけ離れている。農耕開始からわずか1万年でこうした根源的な感情の変化が起きたというのは、さすがに無理があるのではないだろうか。

いかなる社会でも、男にとって、子どもが「血がつながっているかどうか」はきわめて重要だ。旧石器時代には遺伝子検査などないのだから、誰が自分の子どもかを（ある程度の確信を持って）知るためには、男女の関係は一夫一妻か一夫多妻でなくてはならない。

だがヒトの性は、ゴリラのような一夫多妻の種とは大きく異なっている。進化の系譜からも、人類がチンパンジーやボノボとの共通祖先から分かれたことは明らかだ。このように考えると、「ヒトは乱婚から一夫一妻に進化した」ということになる。

■間男の回避法

脳（頭蓋骨）を極端に発達させた人類は、未熟児の状態で子どもを産むしかなくなり、母親だけで子育てをすることが難しくなった。その結果、女は長期的な関係を男に求めるようになり、子育てを共同で行なう（妻子のために安全と食料を提供する）男が選択され、一夫一妻の文化が生まれた。ヒトに（ペニスの形状やオーガズムなど）乱婚の痕跡が残っているとしたら、一夫一妻への急激な文化的変容に遺伝子が適応するじゅうぶんな時間がなかったからだ。――これもまたかなりの説得力を持っている。

「乱婚→一夫一妻説」の魅力は、男の浮気や暴力をうまく説明できることだ。

特定の女と暮らすようになって、男は「自分の子」と「他人の子」を区別できるようになった。だが母親とちがって、父親は親子関係を確信することができず、そこには常に疑いの余地がある。

男にとっての最大のリスクは、留守中にほかの男が自分の女を妊娠させ、他人の子どもに貴重な資源を投じる羽目になることだ。こうした「寝取られ男」は自らの遺伝子を後世に残せないのだから、私たちはみな、それを効果的に防衛した男の末裔にちがいない。

間男を避けるもっとも確実な方法は、自分の女を独占し、ライバルの男を暴力によって排除することだ。浮気を疑って妻や恋人に暴力を振るうことや、殺人事件のほとんどで男が男を殺していることとは、人類が「一夫一妻」に進化したことの〝弊害〟なのだ。

しかし、これですべての謎が解けたわけではない。文化人類学者は、文明と接触のない伝統的な社会をはじめ、大半の社会が「一夫多妻」であることを明らかにしてきた。厳格な一夫一妻は、近代以降の欧米で発達したきわめて特殊な制度で、歴史的に一夫一妻のように見えるのは、貧しくて1人の妻しか養えなかっただけだ。文化や宗教を問わず、経済的な余裕ができると男はすぐに複数の妻を持つようになり、権力者は巨大なハーレムをつくる。

一夫一妻説では、人類に一貫した「一夫多妻」の傾向をうまく説明できない。しかたなく「農耕開始以降の1万年のあいだに一夫多妻の慣習が生まれた」という話になるのだが、これもかなり無理があるだろう。

ヒトの性は、乱婚でも一夫一妻でも一夫多妻でもかんぜんに説明することができない。性はいまだ、私たちにとって大きな謎なのだ。

なお図表㉓についてだが、カナダで血のつながらない2歳以下の子どもを殺した義理の親は1万人あたり6人、3歳から5歳の子どもを殺したのは1万人あたり1人だ。妻の連れ子と暮らす男性はたくさんいるが、そのほとんどは暴力とは無縁の家庭を営んでいることを強調しておきたい。

21. 女のいじわるを研究する

■間接的な攻撃

ごく少数の例外を除いて、あらゆる動物でオスはメスより攻撃的だ。もちろん、ヒトもそのなかに含まれる。

数百万年前からつい最近まで、男にとっての最大の問題は、誰が自分の子どもで、誰がほかの男の子どもかを判別する方法がないことだった。そのため男は、暴力によって女を支配し独占するように「進化」した。――不愉快だろうけど、進化心理学ではこう考える。

しかしそうなると、「男とちがって女はみんな平和主義者なのか？」と疑問に思うひとが出てくるだろう。ここで、「そんなわけないじゃない」と女性の読者から突っ込みが入りそうだ。

男も女も、外見（性的魅力）や言葉・振る舞い方などのパフォーマンスで思春期からのきびしい性愛競争に勝ち残ろうとする。だが男の場合、ライバルが譲らなければ最後は暴力で決着をつけるしかない。

それに対して、女は一般に暴力を嫌う。これは、「父親がいなくても子どもは育つが、母親がいなくなると子どもは死んでしまう」ことから説明できる。幼い子どもの生命は母親と一蓮托生なので、遺伝子を後世に引き継いでいくために、女はリスクを避けるように進化したのだ。

「直接的な攻撃＝暴力」を使えないとなると、残されたのは「間接的な攻撃」しかない。これは要するに「いじわる」のことだ。

「女はいじわる」というと女性蔑視と思われそうだが、マンガや小説では女同士の壮絶ないじめが繰り返し描かれてきた。

だがこれだけではじゅうぶんな証拠（エビデンス）とはいえない。個人的な体験を男と女のステレオタイプにあてはめているだけかもしれないからだ。

じつは男女の攻撃性のちがいについては、１９９０年代にフィンランドの心理学者カイ・ビョークヴィストが精力的な研究を行なっている。

ビョークヴィストは学校に通う子どもたちを①8歳と9歳（小学校低学年）、②11歳と12歳（小学校高学年）、③15歳と16歳（思春期）、④18歳と19歳（青年期）に分け、男女の攻撃性がどうちがうかを調べた。[33]

友だちとの紛争に対処する方法としては、「直接的な攻撃（ケンカ）」「間接的な攻撃（いじわる）」「平和的な解決（話し合い）」の3つがある。思春期と青年期では、「直接的な攻撃」をさらに「身体的な攻撃（暴力）」と「言語的な攻撃（面と向かって罵倒する）」に分けた。

「間接的な攻撃」には以下のようなものがある。

- 匿名の手紙に友だちの悪口を書く。
- 外見をからかったり、着ているものをバカにする。
- 本人が嫌がる秘密を暴露する。
- 仲間外れにされるよう工作する。

誰もがひとつくらいは心あたりがあるだろう。「間接的な攻撃」とは、自分が傷つくことなく相手を傷つける手法なのだ。

どのように紛争を処理したかは、本人の申告、友だちの認識、教師の評価を総合した。その結果が図表㉔だ。

これを見ると、小学校低学年の子どもはそもそもあまり仲たがいしない。高学年になると紛争が増え、話し合いで解決できないと男の子はケンカになるが、女の子でも「直接的な攻撃」の割合はかなり高い。この年齢までは女の子も腕力に訴えることがあり、男女の差はさほど大きくない。

思春期以降になると、紛争の解決方法として「身体的な攻撃（暴力）」を使う女の子はきわめて少数になる。男の子の場合でも、思春期はケンカで決着をつけることがあるが、18歳を過ぎると急激に少なくなる。

妊娠できるようになった女性が暴力を避けるのは進化論が予想するとおりだが、青年期の男性が「非暴力」になるのはなぜだろう。

■本人だけが「わたしは親切」

ひとつは、肉体的な成長にともなって暴力が危険になること（けがをしたり、最悪の場合生命を失ったりする）。もうひとつは社会的な理由で、文明社会では成人の暴力が許容されないこと（逮捕されて刑務所に放り込まれるかもしれない）。男にとっても、「身体的な攻撃」はきわめてリスクが大きな手段なのだ。

33 Kirsti M. J. Lagerspetz and Kaj Björkqvist (1994) Indirect Aggression in Boys and Girls, *Aggressive Behavior*

[図表㉔] 女と男の攻撃のちがい

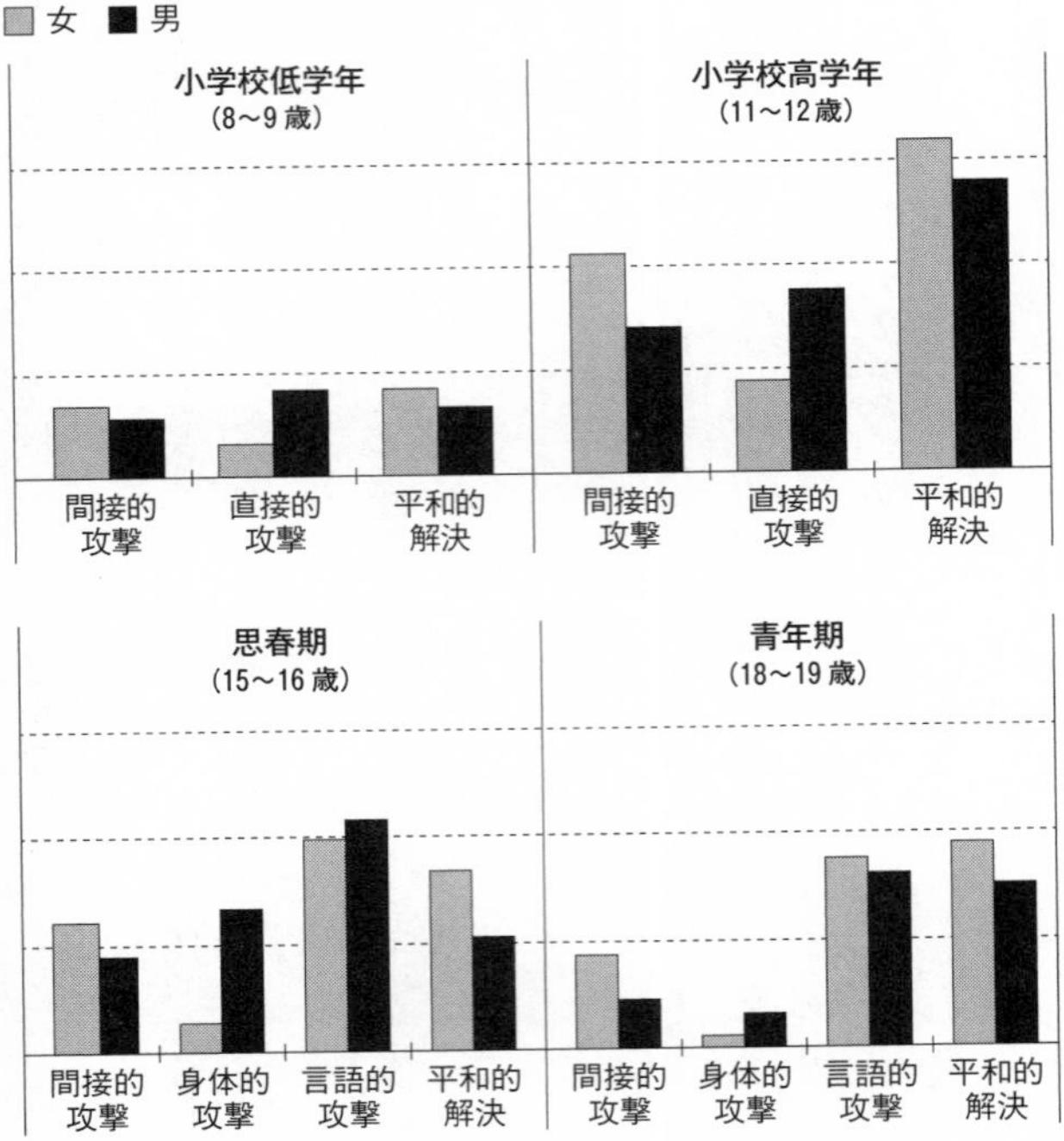

K. Björkqvist et al. "Indirect Aggression in Boys and Girls" より作成

では、男も女も非暴力的になることで世の中が平和になったかというと、残念ながらそんなことはない。「身体的な攻撃」が減った分だけ、「間接的な攻撃」や「言語的な攻撃」を使うようになるのだ。

「間接的な攻撃」は、いまならSNSで悪口を書くネットいじめで、「言語的な攻撃」は相手を面罵すること、すなわちハラスメントだ。

年齢にかかわらず、「間接的な攻撃」「平和的な解決」は女の子の方が男の子より多い。これは女の子の方が早熟で、社会的なスキルを早く習得するからだろう。悪口をいうにも、話し合いをするにも、あるいは密かに噂を流すにも、高い言語的／社会的能力が要求されるのだ。

それ以外にもこの調査は、興味深い事実をいくつか発見した。

ひとつは、女の子の自己認識が周囲の評価と一致しないこと。

「直接的な攻撃」は第三者にもはっきりわかるから、どちらが悪いかは別にして「殴った」という事実は認めざるを得ない。そのため、男の子の自己認識は友だちの評価と一致する。

それに対して「間接的な攻撃」は外部からわかりづらく、意識的あるいは無意識にごまかすことが可能だ。その結果、女の子では、本人だけが「わたしは親切」と思っていて、まわりはみんな「いじわる」と感じている、ということが起きる。

もうひとつはグループの人数で、男の子が徒党を組むのに対して、「女の子友だち」は概して小規模で、成長するにつれてそれがさらに小さくなって、一対一の関係になることも多い。男の子にとっては自分がどの集団に属しているかのアイデンティティが死活的に重要で、女の子にとっては「親友」との絆や共感がより大切なのだ。

その一方で、人数の多い男の子集団は境界があいまいで、グループに入ったり抜けたりする。女の子集団は規模が小さいため境界がはっきりしていて、誰がどのグループに属しているかが厳密に決まっている。「仲間はずれ」が深刻な問題になるのはこのためだろう。また、女の子の5・9%が友だちがいなかったが、男の子は20・7%がどの集団にも属していなかった。男が孤立しやすく、女がつながりやすいという社会性のちがいは子ども時代から顕著なようだ。

これは、いまから四半世紀前に行なわれた「女の攻撃性」を科学する初期の成果だ。その後、小学校時代の「いじめられ体験」をきっかけに女の子集団の「裏攻撃(alternative aggression)」を研究したレイチェル・シモンズの『女の子どうしって、ややこしい!』(草思社)が全米ベストセラーになったように、この刺激的なテーマは女性の研究者が牽引していくことになる。

22. 〝美女は得をする〟は本当か？

■自尊心の低い女性にとって深刻な脅威

対人関係でトラブルが起きたとき、男は「直接的攻撃」すなわち暴力を用いやすく、女は「間接的攻撃」を使う。噂を流したり、友だちグループから排除したりといったことだ。男の攻撃性は戦争から殺人まで、社会に大きな影響を与えるため、さまざまな視点から膨大な研究が積み上げられている。それに対してこれまでの科学は、女の攻撃性をずっと無視してきた。その理由のひとつは、研究者のほとんどが男で、女のことになど興味がなかったからだろう。

１９８０年代から「間接的攻撃」が関心を持たれるようになったが、当初の研究者はやはり男だった。それが２０００年代になって、多くの女性研究者がこの分野に参入するようになった。これは、自分自身に「間接的攻撃」の経験があるからではないだろうか。

男も女も、なんらかの利益を獲得するか、あるいはいまある利益を守るために「攻撃」を行なう。すべての生き物は「生存」と「生殖」に最適化されているから、当然、生き延びることと同様に性をめぐる攻防も進化したにちがいない。

より魅力的な女性と性交するには、男はライバル全員を殴り倒してしまえばいい（まあ、実際にはこんなに単純ではないが）。だが女は、こうした「直接的攻撃」を使わない。だったらどのようにして魅力的な男を自分のものにするのだろうか。

女同士が1人の男をめぐって争う場面では、最大の障害は、自分と同じくらい、あるいは自分よりも魅力的な女だ。そう考えれば、女は魅力的な同性に対して「間接的攻撃」を使うのではないだろうか。

じつは、これを調べた研究はいくつもある。思春期の恋愛では、魅力的な女の子が女性から「間接的攻撃」を受けるリスクは魅力的でない女の子より35%高く、魅力的な男の子では25%低い。職場では、魅力的な女性社員は同性の同僚からいじめられ、男性の同僚から歓迎される。

思い当たることがあるひともいるだろうし、「ほんとうなのか」と疑問に思う読者もいるだろう。そこで今回は、相手の魅力によってどのように評価が変わるのかを調べたミュンヘン大学の心理学者マリア・アグーテらの研究を紹介しよう。[34]

研究者はまず、大学年鑑とインターネットのフリー素材から、20代の白人で、眼鏡をかけておらず、肥満でもない300枚の顔写真を選び、男女20人ずつの協力者に10段階で魅力度を評価してもらった。

次に、その顔写真から極端なものを外《はず》し、「魅力的な男女（評価7〜9）」と「魅力的でない男女（評価2〜4）」の4枚を決めた。肌を露出するような姿ではなく、どれも履歴書に貼るようなフォーマルな装いだ。

そのうえで、ドイツでよく知られた雑誌の政治経済部門の編集者を募集しているという設定で、4タイプの履歴書（レジュメ）をつくった。顔写真と名前を別にすれば、学歴、経験（インターンシップ）、スキル、趣味などはすべて同じだ。

こうして準備が整うと、ドイツの大学で学ぶ223人の白人女性（平均年齢23歳）に、採用の一次選考担当者になったつもりで、ランダムに割り当てられた履歴書を読んで10段階で評価してもらった。それとは別に、その応募者と「いっしょに働きたいか」「友だちになりたいか」と、応募者の魅力度をやはり10段階で答えさせた。

34 Maria Agthe, Matthias Spörrle and Jon K. Maner (2011) Does Being Attractive Always Help? Positive and Negative Effects of Attractiveness on Social Decision Making, *Personality and Social Psychology Bulletin*

その結果を示したのが図表㉕―Aで、女性の被験者は魅力的な男性の応募者を高く評価する一方、魅力的な女性の応募者を魅力のない女性の応募者よりずっと低く評価した。さらには、魅力的な男性の応募者と同じ職場で働きたいと思い、魅力的な女性の応募者とはそう思っていなかった。

次の実験では、設定をより身近なものに変え、被験者は5分間のインタビュー動画を見て、自分の大学への入学を許可するかどうかを判断した。動画ではプロの役者が同じ質問に同じように答えており、性別と魅力度だけがちがう。最後に、その受験生と友だちになりたいかどうかと魅力度を答えた。

この結果が図表㉕―Bで、やはり女性の被験者は魅力的な男性の受験者を高く評価し、魅力的な女性の受験者を低く評価した。それと同時に、魅力的な男性の受験者と友だちになりたいと思い、魅力的な女性の受験者とはそう思わなかった。

より興味深いのは3つめの実験で、被験者は第一の実験と同じ条件で、広告会社のクリエイティブ・ディレクターの仕事への適性を評価した。それに加えて今回は、被験者の自尊心（自己評価）の影響を調べた。

それによると、自分への肯定感が高い女性の被験者は、魅力的な女性の応募者を低く評

[図表㉕-A] 採用における女性被験者の評価

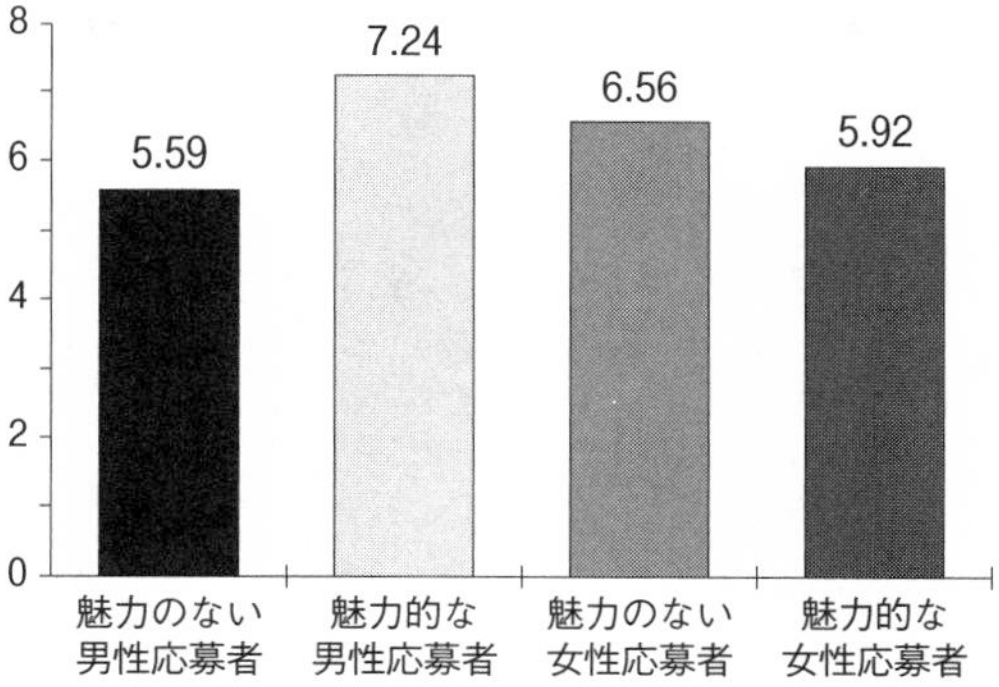

[図表㉕-B] 入学許可における女性被験者の評価

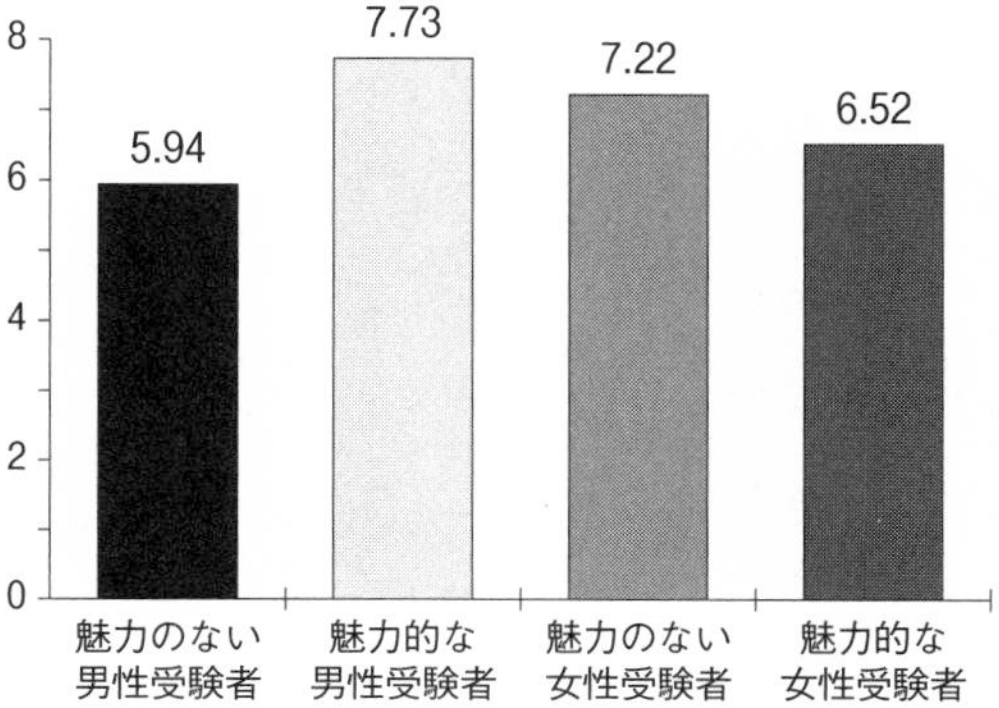

M. Agthe et al. “Does Being Attractive Always Help?” より作成

価することはなかった。それとは逆に、自尊心の低い被験者は、魅力的な女性の応募者をきわめて低く評価したのだ。

自尊心は外見に強く影響されることがわかっている。研究者はこの結果を、容姿に自信のない女性が、魅力的な女性を排除したのではないかと説明している。魅力的なライバルは、魅力のない人間にとって「性愛競争」の深刻な脅威なのだ。

■男も同じくらいいじわる

「美人は得だ」と誰もが思っている。だがこれは、美人であるがゆえに同性からの「間接的攻撃」にさらされることを無視している。

だがその一方で、男が魅力的な女性を好むことも間違いない。つまり美人は、すべての男から高く評価され、自己肯定感の強い女性から正当に評価されるものの、自尊心の低い女性から攻撃されるリスクを負っているのだ。

これを足し引きすると、美人の損得勘定はプラスになるから、「美人は得だ」というステレオタイプが誤っているわけではない。男社会では、評価者（上司や経営者）は男がほとんどだから、「美男」よりも「美女」が有利になるのだ。

この実験は、女のいじわるさを示しているのだろうか。答えはイエスでもあり、ノーでもある。

じつは研究者は、男女を反転させた同じ設定で男の被験者の評価も調べている。その結果は女の被験者の評価とまったく同じで、性差はなかったのだ。

男もまた、「間接的攻撃」によって魅力的な男のライバルを排除しようとした。女がいじわるなら、男も同じくらいいじわるなのだ。

外見の心理的影響はきわめて強力で、面接官は魅力的な同性の応募者を落とし、魅力的な異性の応募者を優先的に採用する。それに対して魅力のない応募者は、同性の魅力のない面接官からは高く評価される。

「新卒女性の採用を顔で決めている」と揶揄《やゆ》される会社があるが、面接官が男ばかりだと当然こうなる。こうしたバイアス（偏見）をなくすためには、履歴書に写真を貼ることを禁じたり（アメリカでは徹底されている）、面接官を男女同数にする必要があるだろう。

外見のバイアスは昇進や昇給などでも顕著で、人生に大きな影響を及ぼす可能性がある。あなたが自分のことを魅力的だと思っているのなら、魅力のない同性の上司や同僚には気をつけた方がいいだろう。

23. 美人は親切？　それともいじわる？

■介入者の影響力

美人はまわりから「性格がいい」と思われるという調査はたくさんある。だがその一方で、「美人はじつはいじわるだ」ともいわれる。これは偏見（嫉妬）なのか、それともなんらかの真実を含んでいるのだろうか。

カナダの心理学者マリアンヌ・フィッシャーらは、巧妙な実験で、外見による影響力のちがいを調べた。とても面白い工夫なので、すこし詳しく説明しよう。[35]

研究者はまず、顔写真のデータベースから「平均的な魅力度」の20代の女性の顔を60枚選び、ランダムに「ポジティブ」「ネガティブ」「中立」のグループに三等分した。

次いで15名の女性の協力者に、グループごとに顔写真にコメントをつけてもらった。「ポジティブ」グループは魅力的な部分（目が素敵）、「ネガティブ」グループは魅力のない部分（鼻が大きすぎる）についてコメントし、「中立」グループはたんなる説明をした（髪の毛が茶色でダークブラウンの瞳）。――ポイントは、魅力的な顔と魅力的でない顔を比較したのではなく、同じような魅力度の顔に異なるコメントをつけたことだ。

準備が整うと、カナダの大学で心理学を学ぶ異性愛者の50名の男性と54名の女性を被験者に、次のような実験を行なった。

被験者は個室に案内され、コンピュータ画面にランダムに映し出される顔写真の魅力度を7段階で評価する（1が「まったく魅力がない」、7が「とても魅力的」）。

それが終わると、被験者は生年月日などの質問に筆記で答える。そのあいだに、コンピュータが「介入者（contender）」を決める。「介入者」は、その被験者が「とても魅力的」としたか、「まったく魅力がない」とした顔写真から半々の確率で選ばれる。――「魅力的な介入者」と「魅力のない介入者」は、ともに〝ジュリー〟という名前がつけられた。

最後に、被験者はもういちどコンピュータに向かい、最初と同じ作業（顔写真の魅力度の評価）をする。ただし今回は、画面に〝ジュリー〟の顔写真とコメントが表示されつづける。

コメントには「ポジティブ」「ネガティブ」「中立」があるから、「魅力的な（あるいは

35　Maryanne Fisher and Anthony Cox（2009）The Influence of Female Attractiveness on Competitor Derogation, *Journal of Evolutionary Psychology*

魅力のない）ジュリー」が、画面に現われる顔をほめたり、けなしたりする説明したりするわけだ。

これを現実の場面に置き換えてみよう。あなたは見知らぬ女性と出会って、「かわいい」とか「いまいち」とかの印象を抱く。そこにジュリーという別の女性（2分の1の確率で魅力的か魅力的でない）が登場して、彼女の意見（ポジティブ・ネガティブ・中立）を述べる。それによって、あなたの最初の判断がどのように変わるか（変わらないか）を調べようというのだ。

その結果を示したのが図表㉖だ。

まずわかるのは、「介入者＝ジュリー」のコメントが一貫した影響力を持つことだ。ジュリーがほめると、同じ顔写真が魅力的に見えてくる。逆にジュリーがけなすと、魅力がなくなってくる。

中立のコメントでも評価が魅力的な方に変わっているのは、「単純接触効果」ではないかと研究者はいう。私たちは無意識のうちに、知らない顔（他人）より見たことのある顔（家族や知人）を好むのだ。

だがその効果を差し引いても、ジュリーのポジティブなコメントは男に対しても女に対

[図表㉖] 他人のコメントによって魅力度の評価はどのように変わるか？

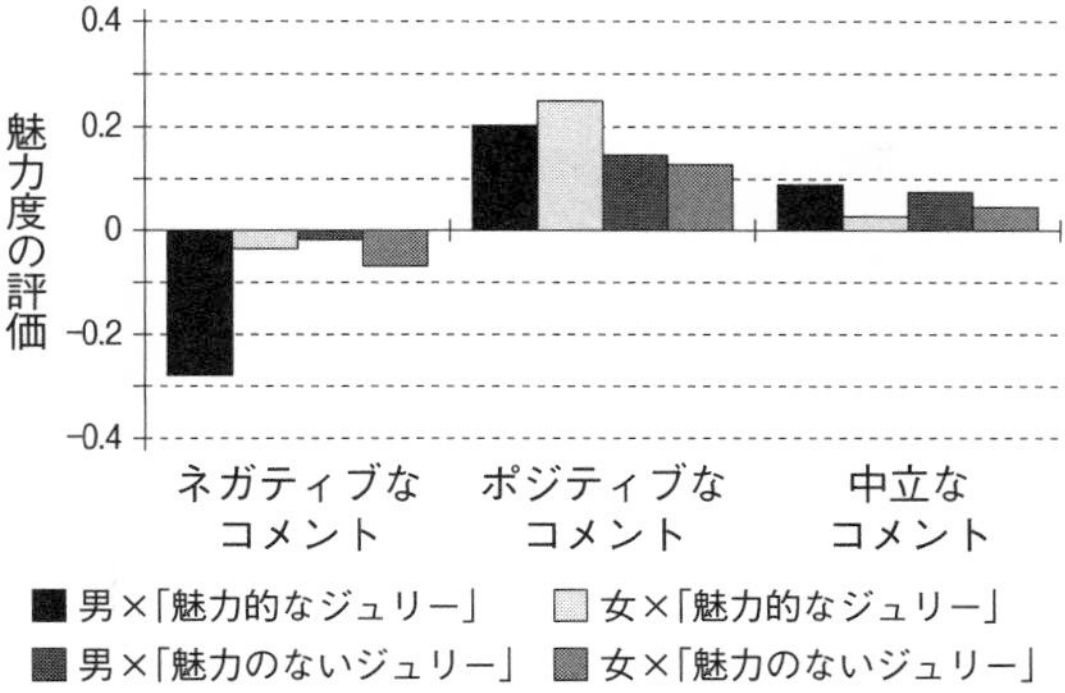

M. Fisher and A. Cox "The Influence of Female Attractiveness on Competitor Derogation" より作成

してもかなりの影響を及ぼす。図を見ると、「魅力的なジュリー」の方が「魅力のないジュリー」より影響力が大きそうだが、これは統計的には有意ではないという。魅力的でない女性が「あの子、かわいいよね」といっても、評価をよい方に変えるじゅうぶんな影響力があるのだ。

それよりずっと興味深いのは、ジュリーが顔写真に対してネガティブなコメントをしたときだ。

■魅力的な女性による悪口

女性の被験者は、同性のジュリーの「悪口」に反応するものの、その度合いは大きなものではない。同じく、「魅力のないジュリー」から悪口を聞いた男性の被験者も、あまり反応しない。ところが、「魅力的なジュリー」の悪口は、男に対してものすごく大きな影響力を発揮するのだ。

女性が同性の悪口にあまり反応しない理由を研究者は、「いじわるにはリスクがある」からではないかとする。

「あの子、かわいこぶってるけど、ほんとはブスだよね」といったとき、友だちが「ほんと、そうだよね！」と同意してくれるなら、恋愛のライバルを蹴落とし、自分が優位に立てるのだから、悪口には利益しかない。

だが実際は、そんなにうまくいかないだろう。「あんなことというなんて、性格悪いよね」とか、「きっと容姿にコンプレックスがあるんだよ」と思われるかもしれないし、本人に告げ口されたりしたら最悪だ。

女性にとっては、悪口に「そうそう」と同意することにもリスクがある。やはり、「イヤな奴」と見なされるかもしれないからだ。

女の子は、友だちグループのなかでの評判をものすごく気にする。このことが、悪口をいうことも、安易に同意することも躊躇《ちゅうちょ》させるのではないかというのだ。

しかしこれは、ほかの女の子をひたすらほめればいい、ということではない。ほめ言葉には影響力があるのだから、ライバルの地位はどんどん高くなって、結果的に自分が「恋愛競争」の敗者になってしまう。

このように考えると、女子トークには、「親切なふりをして相手をけなす」とか、「ほめているように見せかけて悪口をいう」とかの高度な技術が必要になる。女の子は男の子より言語的能力が発達しているが、その理由の一端はここから説明できるのではないだろうか。

男性被験者が「魅力のないジュリー」のネガティブなコメントに影響されない理由ははっきりしている。男はブス（失礼）がなにをいおうが興味がないのだ。

ところが、「魅力的なジュリー」の悪口は、男に対してだけとてつもなく大きな威力を発揮する。これは、性的魅力のある女を獲得することが男の最大の関心事だからだろう。美人の発言は、すべて重要なのだ。

ここから、「美人はじつはいじわるだ」の理由が推測できる。美人にとって、悪口の利益はしばしばリスクを上回るのだ。

これほど効果があるのだから、恋愛競争において、美人が（意識的か無意識かは別にして）ライバルを蹴落とすのにこの戦略を使っていることはじゅうぶん考えられる。その結果、たまに悪事が露見して、「美人はいじわる」というステレオタイプが生まれたのではないだろうか。

悪口にはリスクをともなうから、美人にとっても「伝家の宝刀」みたいなものだ。そうなると、標的にされるのは自分と同じくらいか、自分より魅力的な女性だろう。こうして、素朴だけど魅力的な主人公が、プライドの高い美人のお嬢さまからいじめられるという、少女マンガで繰り返し描かれてきた物語が生まれるのだ。

ちなみに、このような説明を「女性差別」と感じるかもしれないが、今回の実験も含め、「女の攻撃性」を精力的に研究しているのは多くが女性の研究者だということを付け加えておく。

24. ビッチはなぜ嫌われるのか？

■セクシーな女のビッチ指数

男が生殖能力の高い女性をめぐって競争するように、女も大きな資源を持つ男性を獲得するために競争している。そのための戦略は大きく2つあるだろう。

ひとつは自分をより魅力的に見せる「セルフプロモーション」で、化粧から整形、最近ではインスタグラムの写真を「盛《も》る」ことまでよく知られている。もうひとつの競争戦略はライバルの価値を下げることで、こちらはこれまでほとんど取り上げられることはなかった。

ところが2000年代になって、女性の心理学者らを中心に、「女の攻撃性」をテーマに旺盛な研究が発表されるようになった。今回紹介するカナダ・オタワ大学のトレーシー・ヴィランコートもこうした潮流を牽引する一人だ。

ヴィランコートの疑問は、「女はビッチ（あばずれ）が嫌いか？」だ。

あらゆる文化で処女性が珍重されているように、男は「純潔」な女を強く好む。これが女性差別の温床であることは間違いないが、進化論的にはしかたのないことでもある。人類の進化のほぼ全期間において、処女とのセックスでしか、男は生まれてくるのが自分の子どもだと確信できなかったのだ。

育児になんの責任もとらなくていいのなら、男の最適な性戦略は出会ったすべての女とセックスすることだ。乱婚では、処女の価値は低く、出産経験のある女性の価値は高い。思春期の女性は妊娠しにくいし、丈夫な子どもを産む証拠（エビデンス）を持っていないから、セックスのコスパが悪いのだ。

このように書くと差別的に感じられるかもしれないが、乱婚のチンパンジーのオスはまさにこのように行動していて、発情期には成熟したメスに殺到し、若いメスには見向きもしない。

ところが一夫一妻の社会では、男の事情は大きく変わる。「誰とでも寝る女」にかかわると、他の男の子どもを育てる羽目になりかねないのだ。

男が育児に大きな投資を要求され、なおかつ避妊法のない時代（これも人類史のほぼ全期間）には、性的に奔放な女を避けるよう男は進化したはずだ。だとすれば、婚活中の女性が（競争相手にならない）ビッチを嫌う理由もなくなる――という理屈になる。

だがこれは、あきらかに私たちの経験とは合わない。だったらなにが正しいか確かめてみようというのが、今回紹介する実験だ。[36]

被験者は19歳から23歳の異性愛者の女子大生86人のペア（43組）で、友だち同士か初対面かで2つのグループに分けられた。

被験者のペアは、「女友だちとの衝突にどう対処するか」を議論するために、ひと組ずつ部屋で待機するよう指示される。そこに、ノックをして見知らぬ女性が入ってくる。21歳の白人女性で、ウエストがくびれ、胸が大きく、10段階評価の魅力度は8・6だ。

女性は被験者たちに「この部屋の責任者はどこ？」と訊き、研究スタッフ（20代後半の南アジア系女性）といっしょに部屋を出る。

このありふれた場面が実験で、手順は厳密に決められていた。女性は毎回、同じ回数ドアをノックし、同じ歩数だけ歩いて被験者のペアに近づき、同じ科白を話した。

唯一ちがうのは女性の服装で、「コンサバ条件」では、丸首のシャツにジーパンという北米の大学ではごくふつうの格好で現われ、「セクシー条件」では、胸を強調したVネッ

36 Tracy Vaillancourt and Aanchal Sharma (2011) Intolerance of Sexy Peers: Intrasexual Competition Among Women, *Aggressive Behavior*

クのシャツに超ミニスカートという、キャンパスではふつう見かけない姿で登場した。被験者がどちらに出会うかはランダムに割り当てられた。

実験では、女性が部屋に入った30秒後から、スタッフといっしょに部屋を出た30秒後までの被験者の表情や態度がビデオに録画されていた。

その後、このビデオを13名の白人女性（平均年齢23歳）が見て、被験者の表情だけで「ビッチに出会ったか」「そのビッチ度はどのくらいか」を評価した。

その基準は、（女性を見た時に）しかめ面をする、目を大きく回す、軽蔑的な、あるいは避けるような動作をする、じろじろ見る、（女性に問いかけられたときに）つくり笑いをする、皮肉な口調で答える、（女性が退出したあとに）悪口をいう、罵《ののし》るというものだった。

それと同時に、標準化された表情判別システムによって、被験者のペアが目線を交わしたり、バカにした笑いを浮かべたりしたかを専門家が評価した。

その結果が図表㉗だが、同じ女性が異なる服装をしているだけなのに、セクシー条件の「ビッチ指数」は極端に高い。それに加えて、嫌悪や敵意は友だち同士の方が表情・態度に表わしやすいことも見てとれる（コンサバ条件の女性に対しても、友だち同士だと否定的な反応を示すことがあるようだ）。

［図表㉗］魅力的な女性がコンサバな服装をしている時とセクシーな服装をしている時の女子大生の反応

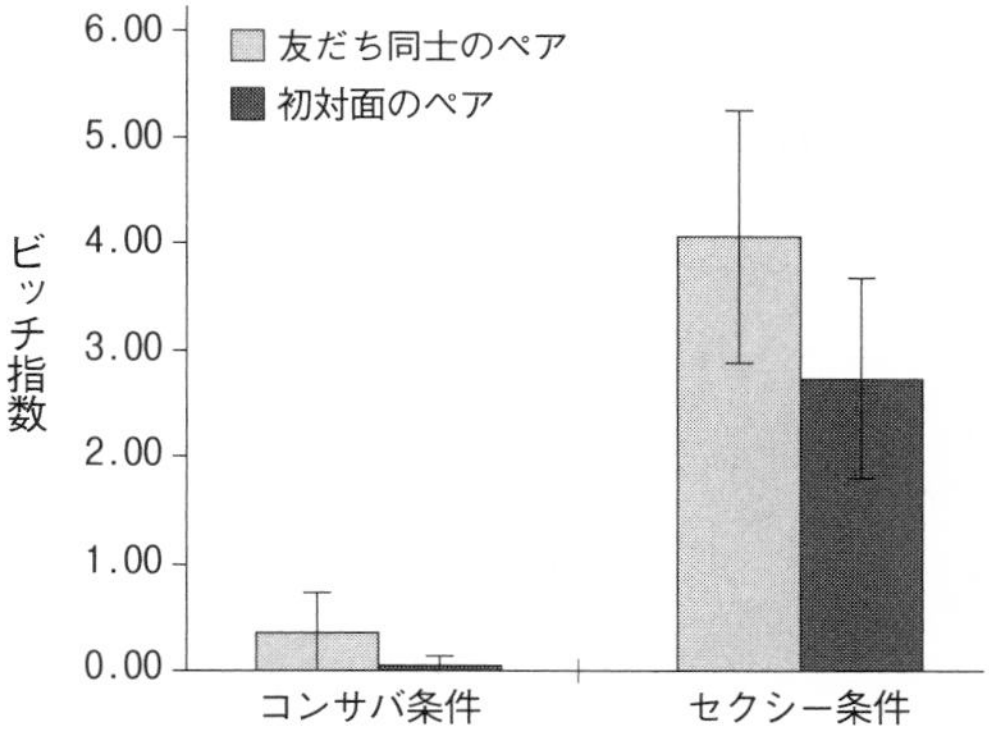

T. Vaillancourt and A. Sharma "Intolerance of Sexy Peers" より作成

実験で観察されたのはほぼすべて間接的攻撃で、あからさまなものでも、女性が部屋を出たあとに「ここの教授のだれかとデキてるにちがいない」といい合うくらいだったが、ひとりだけ「なんて格好なの」と直接、罵った被験者がいた。

■太ったセクシーの評価

もうひとつの実験では、女子大生の被験者にさきほどと同じ女性のポートレートを見せて、「ボーイフレンドに紹介したいか」「ボーイフレンドと2人だけにしてもいいか」「この女性と友だちになりたいか」を訊ねた。今回は「コンサバ条件」と「セクシー条件」に加え、画像ソフトで加工した

「かなり太ったセクシー条件」の3タイプだ。

被験者は予想どおり、セクシー条件の女性を毛嫌いし、コンサバ条件の女性を「キュート（かわいい）」と好意的に評価した。興味深いのは、太ったことで性的魅力が減じたにもかかわらず、セクシーな服装の女性がやはり避けられたことだ。

女性は、魅力の有無にかかわらず「ビッチ」を嫌悪するのだ。

「魅力的なビッチ」だけでなく、なぜ「魅力のないビッチ」まで嫌うのか？　これについてはっきりした理由はわからないとしながらも、研究者は、「女性にとってセックスが、男性との交渉で強力な武器になるからではないか」と述べている。セックスが稀少であればあるほど、男性同士の競争は激しくなり、女性は優位に立つことができる。ビッチはセックスを安売りして価値を下げるから、「すべての女の敵」なのだ。――一般の女性が風俗嬢（売春婦）を嫌悪する理由もこれで説明できる。

それなりに説得力はあると思うが、もしこれが正しいとするとやっかいな問題が生じてくる。

ムスリム女性が着る（目だけを出した）ニカブが典型だが、伝統的な社会では女性がエロスを表現することはきびしく禁じられている。これは男が女を理不尽に抑圧しているからだとされているが、じつは女性にも利益があるかもしれない。性的な要素を徹底的に隠すことで、セックスの価値は極限まで高まるのだから……。

この仮説はリベラルの価値観とははげしく衝突するが、だからといって間違っていることにはならない。いずれ野心的な（おそらくは女性の）研究者が独創的な実験によって、この「不愉快な疑問」に答えてくれるだろう。

25.「女は競争が嫌い」はほんと？

■ステレオタイプの負の効果

ここまで「女同士の競争」について書いてきたが、今回は「男女の競争」の研究を紹介しよう。

じつはこのテーマは、労働経済学ではげしい議論がつづいている。

男女の社会的な性差を示す「ジェンダーギャップ指数」で日本は121位と世界最低クラスだが、男女平等がもっとも進んだ北欧諸国でも女性の平均的な収入は男性より低い。#MeToo運動発祥の地アメリカでも、政治家や企業の役員になる女性は男性より少なく、ヒラリー・クリントンは「ガラスの天井」と批判した。

男女がかんぜんに平等なら、収入も経営者の数も同じになるはずだ。――こう考えるのなら、法律上は平等でも「見えない差別」があるのだから、それを変えていかなくてはならない。

それに対して、競争に対する志向にちがいがあるとしたらどうだろう。

あるひとは競争が大好きで、寝る間も惜しんで働くのを生きがいにしている。別のひとは競争に興味がなく、趣味に没頭したり、家族と過ごす時間の方がずっと大切だ。その結果、この2人の収入に差がついたとしても、誰もこれを「差別」とは思わないだろう。

やっかいなのは、さまざまな調査で、「男は競争を好み、女は競争を避ける」という結果が出ていることだ。だとすれば、男女の「格差」は本人の自由な選択の結果ということになる。すなわち、なんの問題もないのだ。

どちらが正しいかはいまだ論争が続いているが、ここでは2012年に発表された研究を紹介しよう。[37]

実験では男女の被験者が2人ずつ、計4人の組になってひとつの実験室で数学ゲームの問題を解いた。

図表㉘-Aは、時間制限のある状況で、正解数に応じて報酬が支払われた場合の成績分布だ。プレッシャーはかかるものの、被験者は相手のことを気にせず問題に集中すればいい（競争のない条件）。

37　Olga Shurchkov (2012) Under Pressure: Gender Differences in Output Quality and Quantity under Competition and Time Constraints, *Journal of the European Economic Association*

時間制限のある数学ゲーム

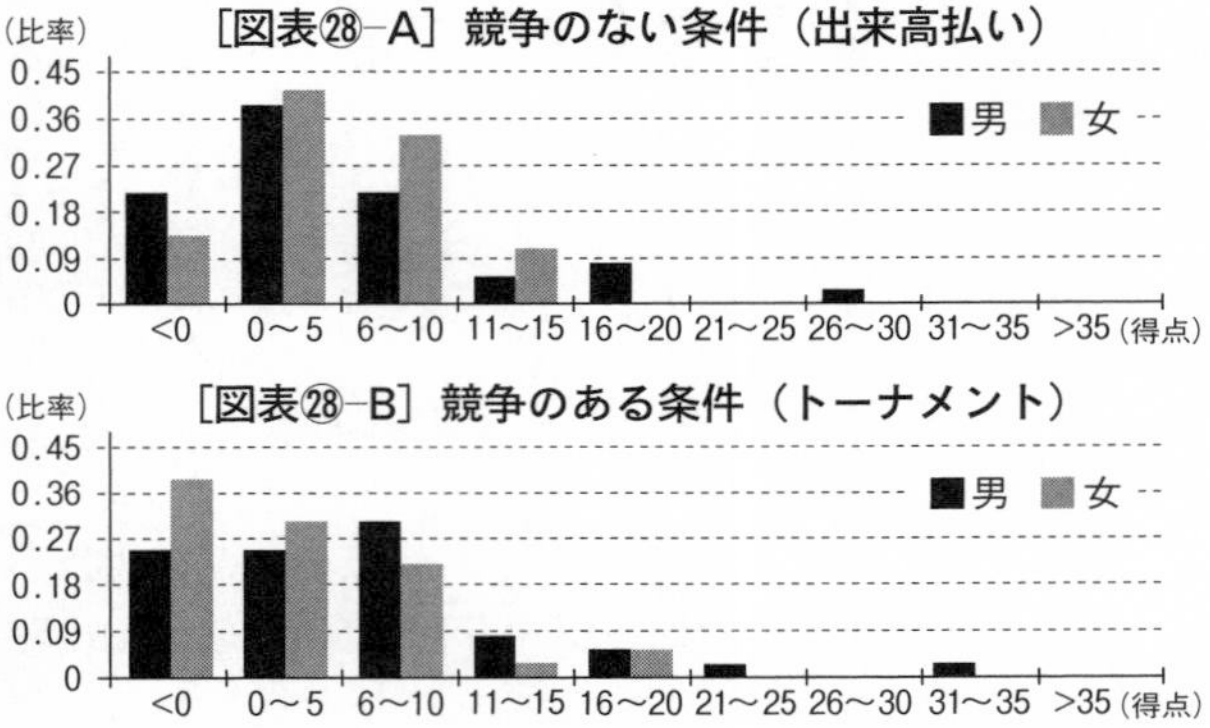

O. Shurchkov "Under Pressure" より作成

高得点者には男性が多いが、平均点は男が5・17、女が5・11で統計的に有意な差はなかった。

図表㉘-Bは、同じ数学ゲームを、もっとも正解数の多い者が報酬を総取りするトーナメント方式に変えたものだ（競争のある条件）。

驚くべきことに、こちらの平均は男が6・31、女が2・39と大きく異なる。ゲームに競争を導入したことで、男の点数は上がり、女の点数は逆に大きく下がったのだ。同様の結果は、日本を含む先進国で繰り返し確認されている。

これは進化論的には、次のように説明できる。

ヒトの脳のOSが設計された旧石器時代には、男は「狩猟者」で、仲間と競争しながら素早い判断で獲物を仕留めるように進化した。それに対して女は「採集者」で、仲間と協力しながら、食用になる植物を慎重に選ぶよう進化した。

これはかなり説得力のある仮説で、多くのひとが同意するだろう。するとここから、「ステレオタイプの内面化」という現象が起こる。

この実験では、男性ペアと女性ペアに同じ部屋で問題を解かせた。この状況では、被験者はごく自然に自分の性別を意識するだろう。すると無意識のうちに、「自分は男だから競争なら有利だ」とか、「わたしは女で数学が苦手だ」と考え、それが結果に反映してしまうのだ。——ステレオタイプの負の効果は、白人と黒人の生徒をひとつのクラスに集めて問題を解かせる実験で、「黒人」であると意識させただけで成績が下がることでも示されている。

数学ゲームが終わると、コンピュータ画面に自分の点数が表示されるが、他の3人の得点や順位はわからない。それにもかかわらず被験者に、「次は出来高払いとトーナメント方式のいずれかを選べます。どうしますか？」と訊くと、男の44%が競争を選んだのに対し、女はわずか19%だった。女は競争を避けるのだ。

この結果に対しては、母系制の伝統的社会では女が競争を好み、男が競争を嫌うという反論もあって、すべてが生得的なものだということはできない。しかしそれでも（ステレオタイプをなくしていくのは大事だとしても）、「本人が嫌がることを無理にやらせるのはおかしい」との主張を否定するのは難しいだろう。
しかし、話はここから面白くなる。

■女性の活躍はプレッシャーが鍵

これまでの研究では主に数学ゲームで男女の性差が調べられたが、今回の実験では、同じ条件で言語ゲームも行なわれた。

図表㉙-Aは競争条件のない言語ゲームの結果だが、平均は男が12・91、女が14・91で男女の成績が逆転している。高得点者が女性であるのも目を引く。

図表㉙-Bは競争条件のある言語ゲームで、平均は男が9・76、女は11・83で、女性被験者が競争によって不利になるようなことはない。出来高払いとトーナメントのどちらを選ぶかの質問でも、男の39％に対し、女の30％が競争を好んだ。

これは、「女は言語的能力が高い」という別のステレオタイプがあるからだろう。だからこそ女性被験者は自信を持ち、競争にも積極的になったのだ。

時間制限のある言語ゲーム

［図表㉙-A］競争のない条件（出来高払い）

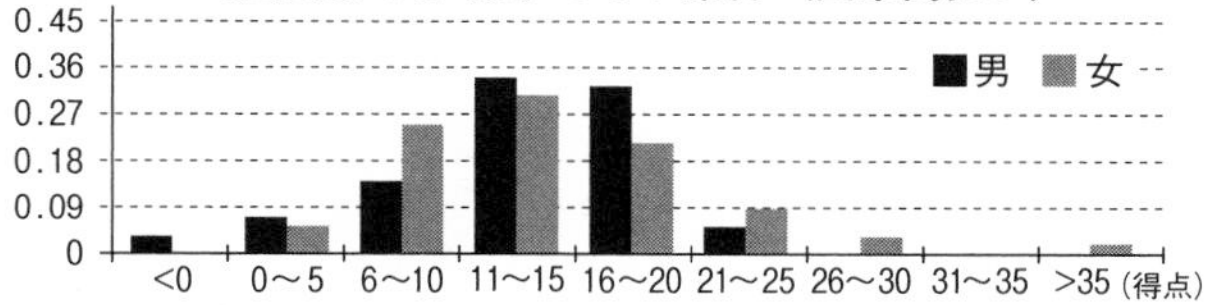

［図表㉙-B］競争のある条件（トーナメント）

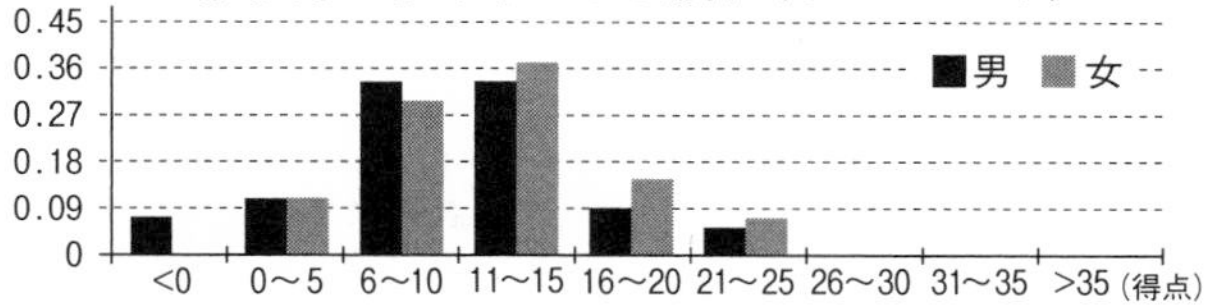

O. Shurchkov “Under Pressure” より作成

それ以外にもこの実験は、いくつか興味深い「男女のちがい」を教えてくれる。

時間制限をゆるめたプレッシャーのかからない条件で数学ゲームを行なうと、女性の方が成績が上がり、男女の得点差は縮まった。さらに、女性被験者がトーナメント（競争）に参加する率がほぼ倍になった。

プレッシャーのかからない言語ゲームでは、女性被験者の成績は大幅に上がり、トーナメントの勝者の72%を占めるまでになった。女性が競争に参加する率もやはり倍になっている。

時間の余裕があると、女性はそれを正答を増やす（一つひとつの問題をていねいに解く）ことに使うのに対し、男性はより多く問題を解こうとして、結果として誤答が増える。これは、男女の性差を生み出すのが「競争」ではなく、過度の「プレッシャー」であることを示唆している。

男はより大きな報酬を求めて、プレッシャーのかかる状況でも積極的にリスクを取りにいく。その典型がウォール街のトレーダーで、成功者のほとんどは男性だ。だがアナウンサーやレポーターなど、プレッシャーがかかる状況で言語的タスクをこなさなければならない仕事では、女性も互角以上に能力を発揮できる。

より重要なのは、じつはこうしたハイプレッシャーの仕事はごく一部しかないことだ。現代の大半の仕事はロープレッシャーで、そこではジェンダーギャップはほとんどなくなる。

女性に「活躍」してほしいなら、職場や仕事でセクハラやモラハラ、パワハラなどの無意味な圧力をかけないようにすることが大事なようだ。

26. 女は合理的にリスクをとる

■なぜ女性の政治家は少ないのか

男の子は集団で戦争ごっこを好み、女の子はペアで人形遊びを好む。なぜ子どもの頃からこうした性差が生じるのだろうか。

「そんなのはすべて男性中心主義の洗脳だ」という話を脇に置いておけば、もっとも説得力があるのは、「進化の過程でリスクへの異なる適応が発達した」という説明だ。

子どもを産み育てるには両親が揃っていた方が有利だろうが、どちらか一方の選択なら母親になる。妊娠中は流産のおそれがあるし、乳児は母乳を与えられなければ生き延びられない。それを考えれば、女性がリスクを避けるように進化したと考えるのは筋が通っている。

一方、男はどうかというと、人間社会はゴリラのようなかんぜんな一夫多妻ではないものの、ハーレムや大奥を持ち出すまでもなく、社会的な地位が高ければより若く魅力的な女を獲得できることは間違いない。だとしたら男は、〝一発逆転〟を狙ってリスキーな挑戦をするように進化したはずだ。

獰猛な権力者に挑めば殺されるかもしれないが、だからといって、生涯「非モテ」のまま安全に暮らしていたのでは子孫を残すことができない。私たちはみんな、積極的にリスクを取って競争に勝ち残った男たちの末裔なのだ。

この理屈が正しいとすると、競争社会では必然的に、リスクを好む男が有利になり、リスクを避ける女は不利になる。政治家や官僚、企業のトップなど、社会を動かす「重要人物」の大半が男なのは進化論的に正当な理由があるのだ――。

こうした主張に反発するひとは多いだろうが、不愉快だからといって間違っていることにはならない。「政治的に正しい」ことが、「科学的に正しい」とはかぎらないのだ。

そこで政治学者のサラ・フルトンらは、アメリカの地方議員への大規模な意識調査（全米435の選挙区からランダムに200選挙区を選び、2715人の州議会議員にアンケートを送り875の回答を得た）を使って、「なぜ女性の政治家は少ないのか」を解明しようとした。[38]

ここで、「女性差別によって選挙に出ても勝てないからだ」と考えるひとがいるだろう。だが最近の調査では、性別以外の候補者の条件を揃えると、男女の当選確率に差がないことがわかっている。不思議に思うかもしれないが、有権者の半分が女性であることを考えれば当然ともいえる。

しかしそうなると、女はなぜ（選挙という）競争を避けるのだろうか。これがフルトンの疑問だ。

州議会議員（日本の県議会議員）は、アメリカでは連邦議会議員（国会議員）へのステップと考えられている（連邦議員の半数は地方議員の経験がある）。それにもかかわらず、連邦議員に立候補しようと考える割合は、女より男の地方議員の方が明らかに高かった。

まさにステレオタイプどおりの結果だが、データを分析してみると、女性の地方議員の〝野心〟が乏しい理由は別にあることがわかった。

たとえば年齢。政治家は若いほど野心的で、年をとると「いまさら冒険しても」と考えるようになる。実際、若い男の地方議員は、連邦議会にステップアップする意欲が高かった。それに対して女の地方議員は平均年齢が高く、その分だけ「チャレンジ」の意欲がそがれるのだ。

38 Sarah A. Fulton, Cherie D. Maestas, L. Sandy Maisel and Walter J. Stone（2006）The Sense of a Woman: Gender, Ambition, and the Decision to Run for Congress, *Political Research Quarterly*

■女の野心が男を上回るとき

ではなぜ、女性地方議員の平均年齢は高いのだろうか。その理由を示したのが図表㉚―Aで、子どもがいるかいないかで政治的野心がどのようにちがうかを調べている。(年齢など)他の条件が同じで子どもがいなければ、男女の「野心」はほぼ同じだ。女性地方議員は、男性と同様に連邦議会を目指そうとする。

ところが子どもがいると、結果は大きく変わる。

男の地方議員は、子どもを持つことで野心がさらに大きくなる。「よき父親」であることが選挙を有利にするからだろう。

ところが女の地方議員は、子どもがいると逆に野心を失ってしまう。これにはさまざまな理由が考えられるが、研究者は、「母親が(幼い)子どもといっしょにいたいと思い、社会もそれを当然と考えるから」だと述べている。

日本では、子育てが一段落してから働く母親が非正規の仕事にしか就けないことが問題になっているが、アメリカの政治家も同じで、子どもの手が離れてから政治にかかわるため、地方議員を何期か務めたあとに連邦議員に挑戦しようとする頃には、自分が年をとり

［図表㉚-A］子どもの有無による「政治的野心」のちがい

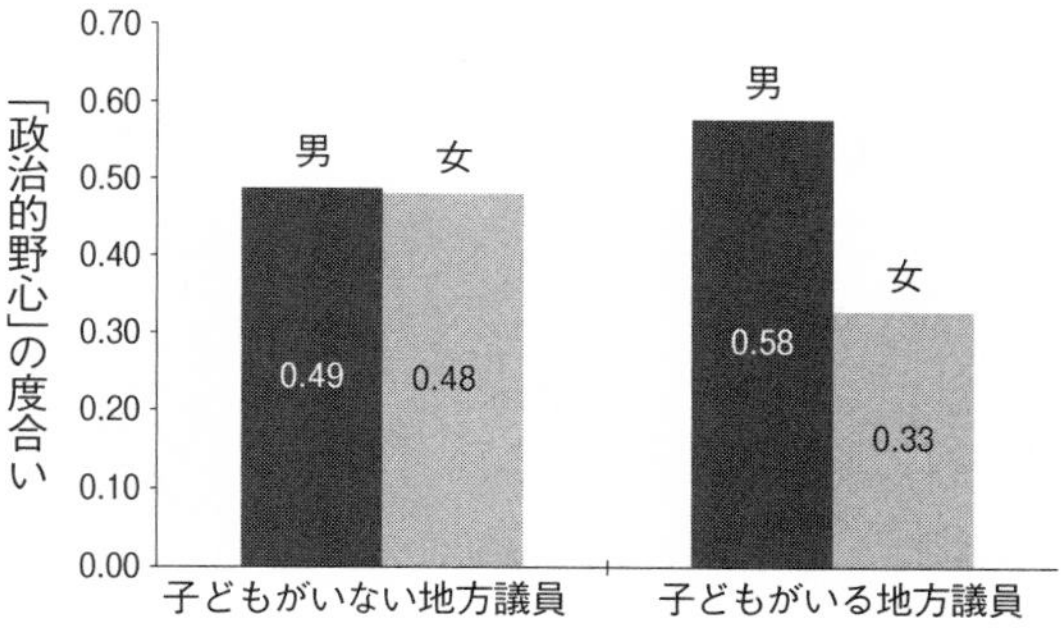

S. A. Fulton et al. "The Sense of a Woman" より作成

すぎていることに気づくのだ。――幼い子どもがいる女性政治家は、子どもと離れてワシントンに「単身赴任」するより、自宅から通える地方議会を選ぶだろう。

フルトンはこの調査で、もうひとつとても興味深い発見をした。それが図表㉚-Bだ。

ここでは（子どもの有無など）他の条件が同じ場合、主観的な当選可能性（どの程度選挙に勝てると思っているか）で政治的野心がどう変わるかを示している。破線が「平均的な野心の持ち主」で、実線が「野心家」だ。

意外なことに、主観的な当選可能性が高くなるにつれて女の野心は急速に大きくなる。それに対して男の野心は、当選可能性にそれほど影響されない。誰が考えても当選できそうもない（本人も

[図表㉚-B] 主観的な当選可能性による「政治的野心」のちがい

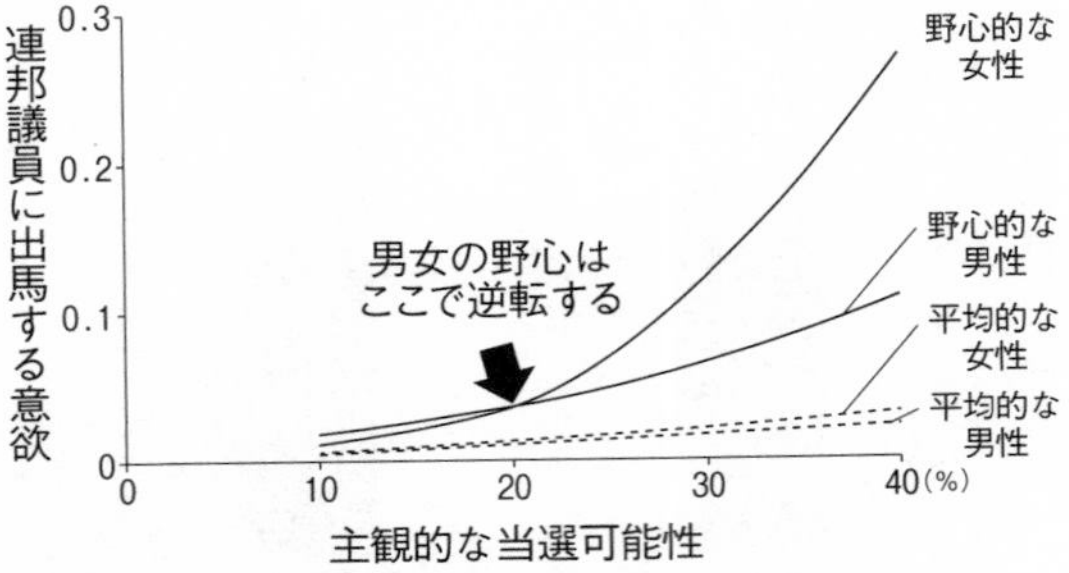

S. A. Fulton et al. "The Sense of a Woman" より作成

そう思っている)ときでも、男は勝負に打って出るのだ。

男が"一発逆転"を狙うというのは進化論による説明と整合的だが、「勝てると思えば女の方がリスクを取る」ことまでは予想できなかった。データでは、主観的な当選確率が20%を超えると女の野心は男性を上回るのだ。

ここからわかるのは、女は男より競争に消極的なのではなく、「勝率を冷静に計算している」らしいことだ。成功の見込みが高いと思えば、女は男より冒険的になる。「女性は戦略的に競争に参加するかどうかを考え、きわめて慎重に行動している」のだ。

競争には負けるリスクがある。多くの時間、金、感情を投資するほど、負けたときに失うものも多くなる。このリスクを女の方が正確に判断できるとすれば、「損することがわかっている」勝負を嫌うのも当然だ。

ジェンダーギャップ指数が世界最底辺の日本では、国会はまだマシで、地方議会には女性議員ゼロのところも多い。〝重鎮〟などと呼ばれる男の政治家は「選挙に出ようとする女性がいない」と開き直るが、問題はこの「おっさん」たちが自分の議席にしがみついていることにある。当選確率が低ければ（現職議員を破るのは難しい）、リスクに敏感な女性は出馬を尻込みするだろう。

だとしたら、フランスなどのように女性に一定の議員数を割り当てるクオータ制にも一考の余地がある。女は男よりずっと「合理的」なのだから、制度的に当選確率を上げれば「政治的野心」が高まって、優秀な女性候補者が続々と現われるだろう。

27. 男は集団で協力し、女はペアで協力する

■男と女の人間関係の作り方

少年マンガでは野球やサッカーから暴走族まで、「集団」を描く作品が人気を集めている。それに対して少女マンガでは、ヒロインと女友だちとの「個人」的な関係に焦点が当てられる。

男が集団を好み、女が一対一の友だち関係を大事にするのは、経験的にはむかしから知られていた。「男と女で人間関係のつくり方（社会構造）がちがうのか？」が本格的に調べられたのは1980年代からで、さまざまな研究が、3歳児から成年に至るまであらゆる年齢で男女差が現われることを示している。

そこで今回は、10歳の子どもを対象にした実験を見てみよう。ここでは〝協力〟を必要とする課題を使って、男の子と女の子の戦略のちがいが調べられた。[39]

実験に参加したのはイギリスの3つの小学校から集められた98人で、同性同士の2人グループ（一対一）と5人グループ（集団）にランダムに振り分けられた。同じクラスの子

どもは同じ組になるようにしたから、お互いに顔見知りだ。

子どもたちは、「鳥の名前は?」というような問題文といっしょにアルファベットを書いた紙を渡される。その文字から始まる単語を4つ書き出すというのが課題だ。

鳥の名前の問題で紙に「S」と書かれていたら、Swan（白鳥）、Sparrow（スズメ）のように空欄を埋めていく。「台所にあるものは?」「青いものは?」など問題文は6つ、アルファベットはそれぞれ8つで、合わせて48枚の質問紙が床に置かれた。4つの答えが揃えば1ポイントで、3つ以下なら加算されない。スペルミスは、なにをいいたいかがわかれば認められた。

書き出す単語を4つにしたのは、10歳児が平均して、この課題で3つの単語を思いつくことができるからだ。その一方で単語を5つにすると、こんどは難しすぎてやる気をなくす。自分一人では難しく、仲間と協力すればクリアできるように巧妙に問題がつくられているのだ。

課題が始まる前に、グループ内でどう役割分担するかを話し合える。子どもたちはすぐ

39 Joyce F. Benenson and Anna Heath (2006) Boys Withdraw More in One-on-One Interactions, Whereas Girls Withdraw More in Groups, *Developmental Psychology*

にやるべきことを理解し、作戦会議に5分以上かかったグループはなかった。課題のあいだも自由に会話できる。制限時間は15分で、そのあいだにできるだけ多くのポイントを獲得し、優勝すると全員の名前が入った額がもらえる（個人は表彰されない）。

さて、結果はどうなっただろうか。それが図表㉛-Aで、集団（5人）では男子の得点が高く、一対一（2人）では女子の得点が高かった。予備調査では、単独でこの課題を解かせると男女差は観察されなかったから、得点の性差は人間関係のつくり方から生まれたことになる。

集団で行なう課題で男子のパフォーマンスが高まることは、これまでも報告されていた。この実験で興味深いのは、一対一の課題で女子のパフォーマンスが高くなったことだ。

なぜこんなことになるのだろうか。それを知るために研究者は、実験開始後7分から10分までの3分間を10秒刻みのブロックに分け（計180秒＝18ブロック）、一人ひとりの子どもがどれだけ単語を書くのに費やしたかを調べた。

いちばんたくさん単語を書いた（もっとも貢献した）子どもを「一番手」、次の子どもを「二番手」「三番手」……としよう。その結果を示したのが図表㉛-Bで、男の子集団の一番手は8ブロック（80秒間）、女の子集団の一番手は6・14ブロック（約60秒間）を使って

[図表㉛-A] クリアした課題の数

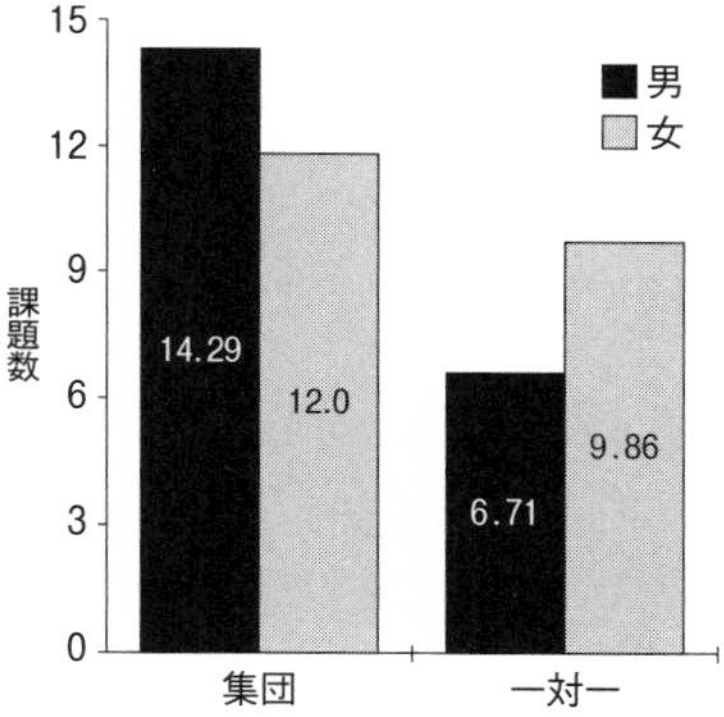

[図表㉛-B] 課題を行なっているときに単語を書き出すのに使った時間

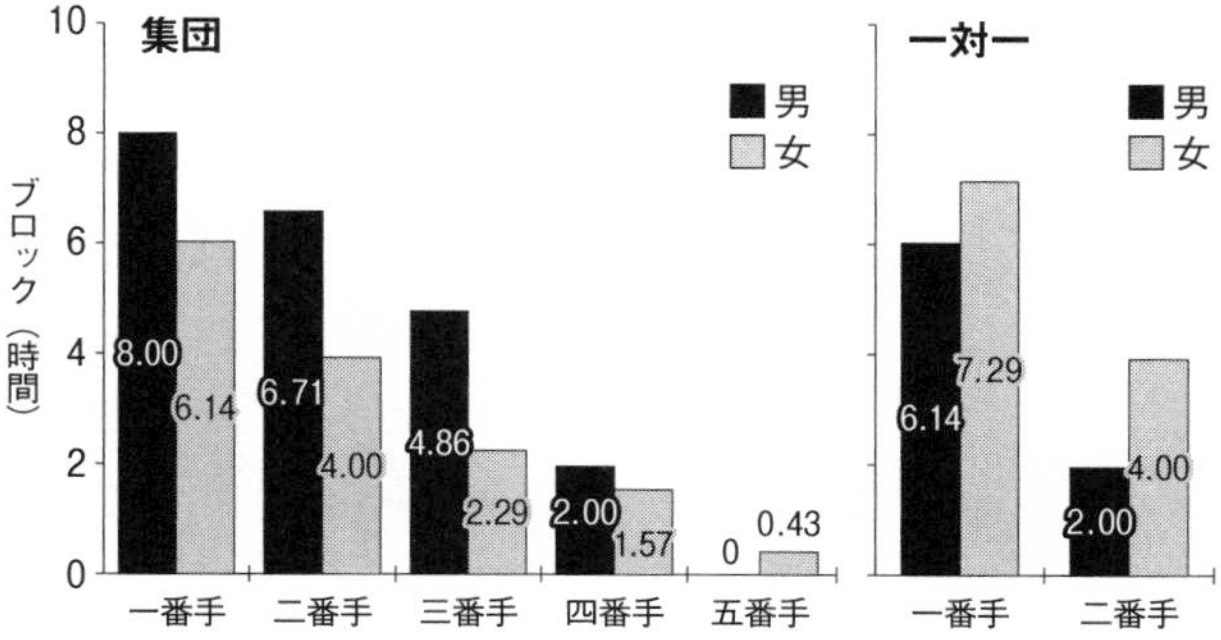

J. F. Benenson and A. Heath "Boys Withdraw More in One-on-One Interactions, Whereas Girls Withdraw More in Groups" より作成

答えを書いている。この性差はそれ以外のメンバーにも顕著で、男の子集団の二番手は6・71ブロック、三番手は4・86ブロックなのに対し、女の子集団では4ブロックと2・29ブロックしか使っていない。

これは、男の子集団の方が効率的に役割分担できていることを示している。課題をクリアするには、それぞれがばらばらに知っている単語を書き出すのではなく、回答を合体させたり、足りないところを埋めたりするコミュニケーションが不可欠だ。男の子集団はこのやりとりを短縮することで、問題を解く時間を増やしているのだ。

それに対して一対一のグループでは、男子の一番手が単語を書くのに6・14ブロックしか使っていないのに対して、女子は7・29ブロックだ。二番手（相方）の差はさらに大きく、男子の2ブロックに対して女子は4ブロックと倍もちがう。

これを説明するのにもっとも説得力があるのは、進化の過程で、男が集団同士で闘争し、集団内でも競い合うように「設計」されたと考えることだ。

■女性社員だけの部署はうまくいかないのか

男の子同士で5人グループを組ませ、集団対集団の競争だと告げると、ごく自然にリーダーが決まり、全員が作業に協力し合うようになる。ところが一対一では個人間の競争になって、負けている側はやる気をなくし、協力しなくなってしまう。

それに対して女の子は、一対一の関係が基本になるから、2人の方がうまく協力できる。研究者によると、2人で並んで座り、一人が問題を読み上げ、もう一人が回答を書くという「仲よし」も生まれた。これは協力のしすぎで、かえって効率を下げることになり、それがなければ女の子の一対一のパフォーマンスはさらに高くなっただろう。

ところが女の子を5人の集団にすると、みんなで作業する前に、まず自分が誰と対になるかを探そうとする。女の子集団では全員に向かって話すことは少なく、特定の相手としか会話しなくなった。これが集団でのパフォーマンスを下げる原因ではないかと研究者は推測している。

男が集団に最適化しているのに対し、女は一対一に最適化している。これは、母親が子どもと一対一で子育てをしたり、家族や親しい友人（女友だち）など小さくて濃密な人間関係のなかで安全を確保してきたからではないだろうか。

じつはこうした性差は、ヒトだけでなくチンパンジーも同じだ。オスのチンパンジーははっきりとしたヒエラルキー（階層）をつくり、リーダー（アルファオス）は一目瞭然だ。

一方、メスのチンパンジーではヒエラルキーがあいまいで、アルファメスを見分けるのは専門家でも長期の観察を必要とする。

「女は一対一の関係を好み、集団内の序列を嫌う」とすると、「女性社員だけの部署はうまくいかないのか」との疑問を持つ人が出てくるだろう。これについては経験的に知っているひともいそうだが、実際にどうなのかはよくわかっていない。

単純な比較ができないのは、日本の多くの企業で男が妻(専業主婦)に家事・育児を丸投げしているのに対して、女は(結婚・出産・離婚など)さまざまな個人的事情が仕事に影響するからだ。将来的に男と女の働き方がかんぜんに平等になれば、この謎も解けるにちがいない。

28. けっきょく〝見た目がすべて〟なのか

■醜い囚人に整形手術をすると

あらためていうほどのことでもないのだが、外見は第一印象に大きな影響を与える。

1960年代の有名な実験では、アメリカ、ミネソタ大学の一年生を対象に研究者が「お見合い」を主催した。

学生たちは最初に性格検査を受け、上級生がひそかに外見的魅力を測定した。その後、コンピュータがランダムに選んだ相手とペアになって2時間半ほどのパーティに参加し、「このときのパートナーともういちどデートしたいか」を訊ねられた。

研究者の手元には、参加者の性格、大学の成績、外見的魅力のデータが揃った。これらの要素と「モテ」がどう関係しているのかを調べるのが実験の狙いだ。

その結果を要約すると、「男らしさ／女らしさ」を含め性格はモテとほとんど関係なく、成績がいいか悪いかも同じだった。男子学生も女子学生も、もういちどデートしたいと判断した基準は、唯一「外見の魅力」だった。

この実験は大きな衝撃を与え、その後、さまざまな検証が行なわれたが、その結果は残念なものだった。

「恋活パーティ」方式でつき合いたい相手を自由に選択させたところ、外見とモテの相関関係はさらに上がって圧倒的になった。性格が似ているカップルと似ていないカップルを組み合わせた実験では、性格の一致はたしかに好感度を高めたが、外見さえよければ性格不一致でも同じくらいモテた。

相手の内面を知れば外見は重要ではなくなると考えた研究者もいたが、デートを5回繰り返しても外見の魅力の影響力は変わらず、内面はまったく考慮されていないかのようだった。女性の写真を使った日本の実験でも、「デートに誘いたい」「恋人にしたい」理由は美しさが飛びぬけていた。[40]

だがここで絶望することはない。これらの実験はすべて大学生を被験者にしていて、さまざまな年齢や職業の男女が出会う状況を再現できているわけではないからだ。

だとしたら、大人の恋愛ではどうなのか？　これは婚活サイトのビッグデータを使った研究があって、そこでは「外見」より重要な要素があることが示されている。それが、女の「若さ」と男の「カネ」だ。

美人の女も、年をとるとモテなくなる。イケメンの男も、失業していたり低収入だったりすると女から相手にされない。――これがなぐさめになるかはわからないが。

外見の魅力は「モテ」だけでなく、人生のさまざまな場面に及んでいる。今回はそれを驚くべき方法で確認した研究を紹介しよう。

最初に断っておくと、1966年に発表されたオリジナルの論文は残念ながら入手できなかったので、この研究を取り上げた1974年の書籍からの孫引きになる。[41]

研究者は、外見の社会的影響を知るために、刑務所の囚人に整形手術を行なった。なぜこんなことをしたかというと、「醜い者が犯罪者になりやすく、外見がよくなれば罪を犯しにくい」という仮説が正しいかどうかを調べるためだ。

実験の対象はニューヨーク市刑務所に収監され、釈放を目前に控えた「醜い囚人」だ。被験者は①整形手術のみを受ける、②整形手術と（職業訓練など）社会復帰の支援を受ける、③社会復帰の支援のみを受ける、④なにもしない（対照群）、の4つのグループに割

40　越智啓太『美人の正体　外見的魅力をめぐる心理学』実務教育出版

41　Ellen Berscheid and Elaine Walster（1974）Physical Attractiveness, *Advances in Experimental Social Psychology*

り振られ、さらに薬物（ヘロイン）依存症かそうでないかでも分類された。

囚人が釈放されると、研究者は1年後にどうなったかを調べた。その結果は、薬物依存症者については、整形手術を受けても、社会復帰の支援を受けても、再犯率にほとんどちがいはなかった（なにをしてもムダだった）。

だが、それ以外の被験者には信じがたいほどの効果があった。整形手術を受けた囚人は（社会復帰の支援を受けたかどうかにかかわらず）、なにもしない囚人に比べて再犯率が36％も低かったのだ。

その一方で、関係者が困惑するような結果もあった。社会復帰の支援のみを受けた囚人の再犯率は、なにもしない囚人より33％も高かったのだ（図表㉜）。

なぜこんなことになったのだろうか。第一印象の大きな影響力を考えれば、整形手術の効果については説明が可能だ。

研究者の定義する「醜さ」とは、ナイフでつけられた傷、喧嘩で欠けた耳、薬物の注射痕、刺青《いれずみ》などだ。これは、「私は犯罪者（薬物依存症者）です」という看板をぶら下げているようなもので、社会に戻っても（犯罪者仲間以外には）誰にも相手にされず、生きるために犯罪を繰り返すしかなくなるのだろう。

［図表㉜］薬物依存症以外の囚人の再犯率

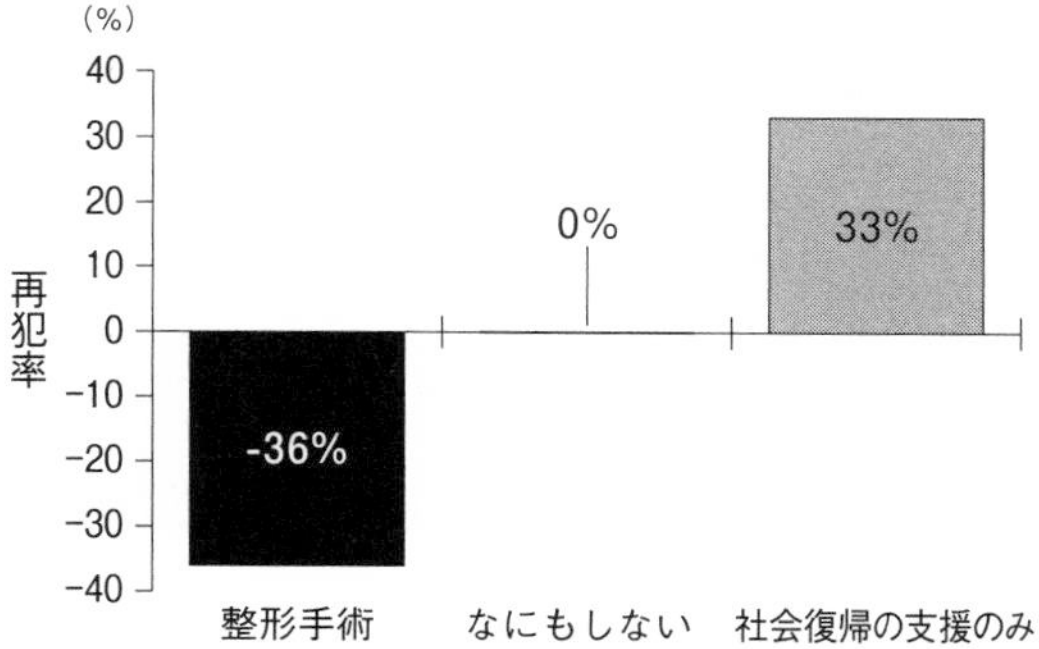

E. Berscheid and E. Walster “Physical Attractiveness” より作成

薬物依存症者に（注射痕を消す）整形の効果がなかったのは、それが脳の報酬系のトラブルだからだろう。薬物への渇望は、外見を変えたくらいではどうしようもないのだ。

■負の烙印からの解放

研究者は、スカーフェイス（刀傷のある顔）のような「顔貌の醜さ」を整形する方が、刺青のような「ボディの醜さ」を変えるよりも効果が高いと述べている。これも、「顔」が第一印象の大部分を占めることから理解できるだろう。

窃盗や恐喝などで収監されていた囚人は、整形手術によって「犯罪者」の看板が外れたことで、社会復帰がずっと容易になった。醜さがスティグマ（負の烙印）になっていたひとたちが、そこから解放されて自尊心を取り戻したということもあるだろう。

社会復帰の支援のみを受けた囚人の再犯率が対照群より3割も高くなった理由は、この実験からはわからない。ただしこのグループは、「社会的関係性が貧しく、それによって社会からより排除される傾向があった」とされる。

職業訓練などの囚人向けのプログラムに問題があって、支援の趣旨とは逆に、「更生なんかできっこない」という絶望を植えつけたのだろうか。しかしそうなると、整形手術と社会復帰の支援を両方受けた囚人の再犯率が低くなった理由が説明できない。

この実験が示したのは、スティグマを負ったまま社会復帰の訓練を受けるのは逆効果だが、「犯罪者」の看板を外すと負の効果は消えるらしいということだ。「出所を間近に控えた囚人に社会復帰の支援はしない方がいい」というのは関係者には受け入れがたいだろうが、職業訓練によって逆に社会から排除される意識が強まるのかもしれない。

「半世紀も前の実験に科学的な価値があるのか」という批判は当然あるだろう。「囚人への整形手術が有効だとの客観的なエビデンスはほとんど確認できない」との報告もある。しかしその一方で、陪審員（あるいは裁判官）の判決が被告の外見によって変わることが繰り返し示されている。

この実験を主導した研究者は、これほど効果があったにもかかわらず、「整形の費用を考えれば、それに見合う利益があるかは疑問だ」と結論している。だがいまでは整形技術は大きく進歩し、費用は安くなった。だからといって「囚人に整形手術をしろ」とはいわないが、日本でもエビデンス（証拠）に基づいた議論ができれば、罪を犯したひとたちの更生の道も開けるのではないだろうか。

29. マジックナンバー「0・7」

■カネとエロスの交換戦略におけるファクター

女性の魅力は、古来さまざまにうたわれてきた。艶やかな髪、透きとおるような肌、ゆたかな胸、均整のとれた身体、などなど。

だれもがなんとなく気づいているだろうが、こうした男の視線の背後にははっきりとした「目的」がある。それは、「若くて健康で妊娠していない女と性交すること」だ。

ヒトも他の生き物たちと同様に、長い進化の歴史のなかで、子孫＝利己的な遺伝子の複製を最大化するように「設計」されてきた。こうした主張はかつては「差別」と批判されたが、膨大な証拠（エビデンス）が積み上がったことで、いまさら目くじら立てるひとはいないだろう（たぶん）。

それでは、さまざまな女性の魅力のなかでもっとも重視されるものは何だろう。ひとそれぞれだと思うかもしれないが、じつはこれには有力な仮説がある。それが「ウエストとヒップの比率」で、略してＷＨＲ（Waist-hip ratio）という。

人類が進化の大半を生きてきた旧石器時代には栄養価の高い肉はきわめて貴重で、首尾よく獲物をしとめた男は、それを貢物にして女にセックスを求めた。じつはチンパンジーも、これと同じことをやっている。カネ（食料）とエロスの交換、すなわち売春は「資本主義の悪徳」などではなく、進化の過程で脳にプログラムされた性戦略なのだ。

希少な肉をどの女に差し出すかは、男にとってきわめて重要だ。そう考えれば、なぜ「くびれたウエスト」が魅力的かがわかる。他の男の子どもを妊娠している女にいくら尽くしたとしても、自分の子どもを産んではくれないのだ。

進化心理学者のデヴェンドラ・シンは世界じゅうの男たちに図表㉝のようなイラストを見せて、どの女性がいちばん魅力的かを聞いてまわった。こうして発見されたのが、「０・７」というマジックナンバーだ。[42]

「ＷＨＲ０・７」はウエストとヒップの比率が7対10のことで、ヒップ80センチならウエスト56センチ、ヒップ90センチならウエスト63センチになる。極端にやせたり太ったりしていないかぎり、男はこのプロポーションにもっとも惹きつけられる。

42 Devendra Singh (2002) Female Mate Value at a Glance: Relationship of Waist-to-Hip Ratio to Health, Fecundity and Attractiveness, *Neuroendocrinology Letters*

[図表㉝] ウエストとヒップの比率

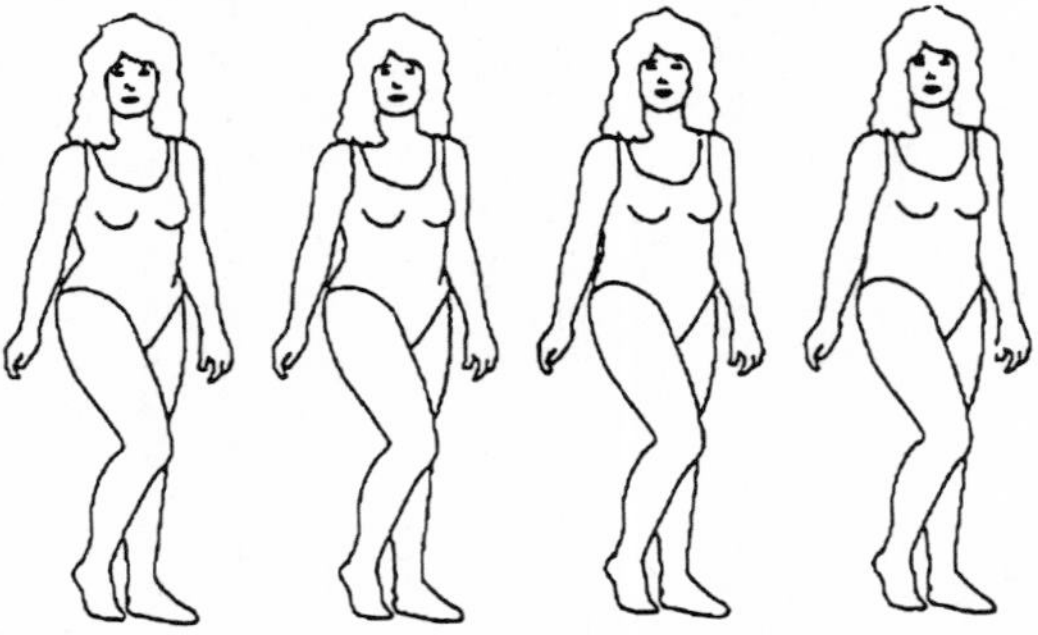

D. Singh "Female Mate Value at a Glance" より作成

男女で脂肪のつき方がちがうことはよく知られている。女性の場合、思春期を過ぎると胸、お尻、太ももがふっくらしてくるが、ウエストには脂肪がつかずＷＨＲは低くなる（胸とヒップが強調され、腰がくびれて砂時計のような体型になる）。これは「ガイノイド脂肪」と呼ばれる。

これに対して男性は、腹まわりに脂肪が蓄積されることでＷＨＲが高くなる。これは「アンドロイド脂肪」だ。――人造人間（ヒューマノイド）には男（アンドロイド）と女（ガイノイド）の性別があり、ここからつけられた。

ガイノイド脂肪は女性ホルモンであるエストロゲンによってつくられ、その分泌量は思春期から急激に増えはじめる。ティーンエイジの女の子のスタイルがいいのはこれが理由だ。

女がテストステロン濃度の高い（男らしい）男に惹きつけられるように、男はエストロゲン濃度の高い女に性的魅力を感じる。

妊娠と出産を繰り返しながら年をとるにつれて、女性の身体ではガイノイド脂肪の分布が異なってくる（体型が崩れてくる）。これを男は、「魅力がなくなった」と感じるのだ。

思春期前の女の子の体型は男の子と同じで、WHRは高い。妊娠できる時期を過ぎた女性はウエストまわりに肉がついてWHRはやはり高くなる。WHR0・7というきびしいハードルをクリアできるのは思春期から10年程度の短い期間で、このとき女性の性的魅力（エロス資本）は最大になる。

男は本能的に、WHR0・7前後の女性に貢物を提供し、セックスを手に入れようとする。若い女はこのことに（やはり本能的に）気づいているので、パパ活やギャラ飲みによって男からより多くの資源（カネ）を手に入れようとする。現代社会で起きている性の問題は、だいたいこれで説明できるだろう。

興味深いのは、ウエストとヒップの比率が健康と結びついていることだ。WHRの高さは、心血管疾患、糖尿病、子宮がん・卵巣がん・乳がんなどの予測要因になり、平均寿命が短いとの研究もある。

精神的な健康でも、ストレスホルモンであるコルチゾールの分泌が多くなり、不安や恐怖を感じやすく、うつになるリスクが高まるとされる。ＷＨＲの高い（極端にやせていたり太っていたりする）女性を見て、無意識に「病的」と感じるのは進化論的な根拠がある。

より興味深いのは、男の注目がＷＨＲに集まることで、もっとも妊娠可能性が高くなる排卵期に女性のＷＨＲが０・７に近づく傾向があることだ。同様に、排卵期には左右のバストはより対称的になるとの研究もある。女は「発情期」に自分をもっとも魅力的に見せるよう進化したのだ。――にわかには信じられないだろうが、いずれも査読付きの学術誌に掲載された論文だ。

■女性コミュニティの同調圧力

「美しさは時代や文化によって変わる」とか、「西洋の価値観に毒されているだけだ」との反論があるかもしれない。しかし、３万２０００年前の後期旧石器時代から１９９９年に至るさまざまな彫像を調べた研究では、ＷＨＲの範囲は０・６〜０・７に収まっていた。

「くびれたウエスト」以外にも女性の魅力はたくさんあるが、研究者は、それらは二次的なものだという。

感染症や寄生虫によって栄養が行きわたらなければ髪の艶は失われるし、適度な脂肪層がなければ肌はくすんでしまう。ヒトだけでなく哺乳類から昆虫まで「対称性」に魅力を感じることがわかっているが、これは身体のバランスが崩れていることが生存や繁殖への不吉なサインになるからだろう。

これらはすべて「利己的な遺伝子」の選択に強い影響を与えるが、だからといって過去を知れば未来がわかるわけではない。妊娠中の女性を考えればわかるように、どれほど過去の指標が優れていても、現在のWHRが高い女性への「投資」はやはり見返りが少ない。「WHR0・7」は、目の前の女性の投資価値を測るもっとも有用な指標なのだ。

WHR理論は強力だが、万能というわけではない。これだと、過度なダイエットから拒食症になる若い女性がなぜこんなに多いのかを説明できないからだ。やせればガイノイド脂肪が減ってWHRは高くなり、性的魅力は下がる。

女性にとっての「なりたい自分」のイメージに、男の欲望が反映していることは間違いない。その一方で女友だちからも評価されたいと思っており、じつはこちらの方がより重要なのかもしれない。

「小さなお尻」に憧れる女性が多いようだが、これだとウエストはさらに細くなくてはならなくなる。太もものあいだの隙間は美脚の条件とされるが、ほとんどの男性は隙間があるかないかになんの興味もないだろう。

男にはたいして魅力的ではない「やせること」への過剰な意識は、女性コミュニティの価値観（同調圧力）によって生まれるのではないだろうか。

30. 大きな瞳はなぜかわいい？

■性的に興奮すると開く瞳孔

女性用化粧品の広告では、艶やかな黒髪、透きとおるような白い肌、大きな瞳などが強調される。

古来、艶のある頭髪や肌、ひきしまった身体は若さと美しさ、健康の指標とされてきた。年をとれば髪の毛の水分が減り、肌の皺も増える。病気や栄養失調だと髪はぱさぱさになって肌の色は黒ずんでくる。

人類が生きてきた大半の時代では、性的パートナーが健康でよい遺伝子を持っているかは外見から判断するほかなかった。

原始時代にも、「他人を見た目で判断しない」という立派なひとはいたかもしれない。だがそんな〝リベラル〟は、うまく子孫を後世に残すことができなかっただろう。いま生きている私たちは、他人を外見で判断した「差別主義者」の末裔なのだ。

ポリティカル・コレクトネス（ＰＣ／政治的正しさ）が支配する現代社会では、肌の色でひとを差別することは許されない。そしてこれは、進化論的にも正しい。

人類はずっと自分とよく似たひとたちの集団で暮らしてきて、「異人種」など見たことはなかった。当然、「黒い肌」や「黄色い肌」への差別が遺伝子に埋め込まれることもない。人種差別は文化的なもので、教育や啓蒙によってなくしていくことができるはずだ。「肌の色による差別」よりずっとやっかいなのは、「肌の艶による差別」だ。美醜による選り好みは、生得的なものである可能性がきわめて高い。遺伝子のプログラムを教育で修正するのは困難で、文化的な抑圧は反感を煽り社会を分断させるだけだ。

「いかなる差別も許されない」というひとたちも、美しいものを好み、醜いものを嫌っている。このことは、ハリウッドのリベラルなセレブたちが誰と結婚するかを見れば一目瞭然だろう。

ディズニーなどのアニメは、美しい（かわいらしい）キャラが善で、醜いキャラが悪というステレオタイプで成り立っている。#MeToo運動の時代になっても、誰ひとりこの差別を問題にしないのにはもちろん理由がある。美醜の区別を否定してしまうと、芸術も文化も人類の歴史すべてをまるごと否定するしかなくなってしまうのだ。

とはいえこれは明らかな欺瞞《ぎまん》なので、当然、やましさがある。そこで、「誰もがそのひとなりに美しい」という、より欺瞞的な神話がつくられた。外見は内面の美しさの反映だとか、美しさは努力によって獲得できるというのだが、そうなると当然、美しくないのは「自己責任」になる。その結果、若い女性が過酷なダイエットや危険な美容整形に走るようになって、多くの悲劇を生んでいる。

「ではどうすればいいのか?」と問われても浅学非才の身ではなんの知恵も浮かばないので、憂鬱な話はこのくらいにして、「大きな瞳はなぜ魅力的なのか」について考えてみよう。

江戸時代の浮世絵では女性の目は細く、線のように描かれた。黒目がはっきりわかるのは大正時代の美人画(竹久夢二)からだが、その後、女性の目は非現実的なまでに拡張されていく。

『美少女戦士セーラームーン』の月野うさぎ(図表㉞)や『うる星やつら』のラムちゃんなど、マンガやアニメの女性キャラクターは、「顔全体に対する目の縦の長さの比率」が平均して6分の1にも達している。実際にはこの比率は25分の1程度で、目は縦幅より横幅の方がずっと長いから、極端をとおりこして「異様なデフォルメ」というほかない。

この現象を指摘したのは進化心理学者の蔵琢也氏で、目がありえないほど縦長になるの

［図表㉞］

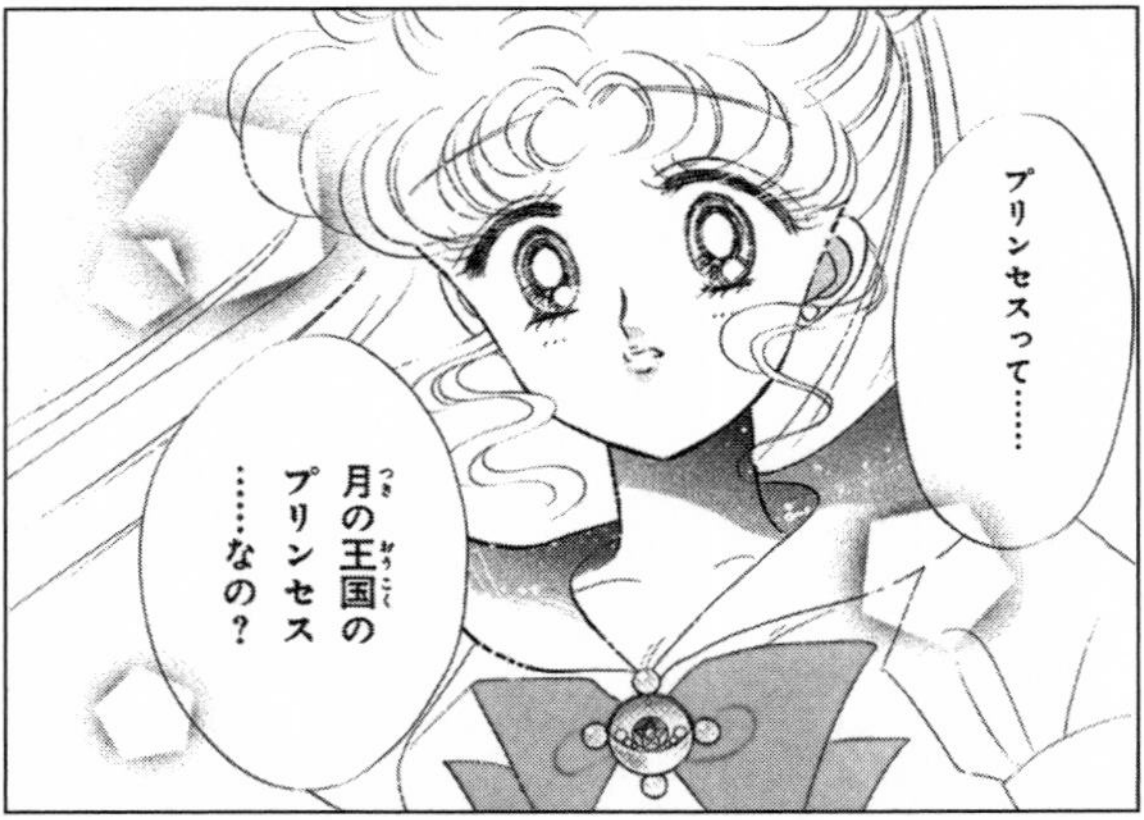

武内直子『美少女戦士セーラームーン　完全版』第１巻（講談社）より

は瞳孔の大きさを強調するためだという。[43]

同じ女性の写真を瞳孔の大きさだけ変えて男性被験者に見せると、瞳の大きな女性は「やさしい」「女性的」「かわいい」と評価され、瞳の小さな女性は「きつい」「利己的」「冷たい」と否定的に評価された。

これは、性的に興奮すると瞳孔が開くからだ。男はこのサインを無意識に感知して、瞳孔の大きな（瞳がきらきらしている）女性に引き寄せられる。

この効果を利用したのがサークルレンズで、カラコン（カラーコンタクトレンズ）の一種だが、虹彩を縁取るように円を印刷して瞳孔を大きく見せている。

日本人の虹彩の直径は11～12ミリだが、

サークルレンズは14ミリ超で、なかには15ミリのものもある。キャバクラで若い女の子に見つめられてどきどきした経験があるかもしれないが、これはキャバ嬢がサークルレンズを使っているからで、あなたに気があるわけではない。

「目を大きくすると魅力的に見える」をさらに追求したのが「デカ目」で、プリクラやスマートフォンの画像ソフトを使って自撮り写真を修整することは「盛る」と呼ばれている。

マンガやアニメの女性キャラのもうひとつの特徴は、鼻と口が極端に小さいことだ。

鼻は小さな三角で、鼻の穴が描かれることはない。口の横幅も、目の横幅の3分の1から4分の1くらいしかない。実際の日本人女性では、目の横幅が平均25ミリに対して口は45ミリほどだから、このデフォルメも極端だ。——口の大きさの魅力には文化差があり、マリリン・モンローからジュリア・ロバーツまで、欧米では口の大きな女性が魅力的とされる。

43 蔵琢也『遺伝子は美人を選ぶ　ヒトは見かけで判断される』サンマーク出版

■赤ん坊のかわいさを維持した「二次元美少女」

「二次元美少女」は目の縦横比が逆で、あり得ないほど瞳が大きく、口は逆にあり得ないほど小さく、鼻にいたっては存在そのものが抹消されかけている。ここまで現実とかけ離れているとグロテスクに感じるはずだが、なぜ魅力的なのだろうか。

それは、人間が生得的に「かわいい」と感じる顔の特徴を強調しているからだ。ペットが愛されるのは、「かわいさ」のツボを刺激するよう人為的に交配した結果だ。同様に赤ん坊や小さな子どもも、大人から世話を引き出すように「かわいく」進化した。

赤ん坊は胴体に対して頭が大きく、手足が胴体に対して短く、全体に丸っこくてころころしている（ぬいぐるみと同じだ）。目と目のあいだの鼻根部がほとんど平らで鼻が小さく、目も生後まもなくは縦長の傾向が強い。頭が大きいことで、目の大きさと鼻の小ささがよりいっそう目立つ。「二次元美少女」とは、赤ん坊のかわいさを維持したまま思春期を迎えた女の子のことなのだ。

人間は子犬や子猫、ひよこばかりか、幼形成熟した両生類（ウーパールーパー）にも「かわいさ」を感じるから、このプログラムは進化の過程のはるかむかしに埋め込まれたものだ。かわいいもの（幼い子ども）を守り育てたいという本能はきわめて強力で、だからこそ子育てなどという、自らの生存を危険にさらすような困難なことができる。

　問題なのは、この「かわいさ」が性的なものにも結びつくことだ。「二次元美少女」が大きな胸を持つとものすごく魅力的になる（萌える）が、この「政治的に微妙な」現象については指摘するだけにとどめておこう。

31. SNSで「盛る」女の子たち

■「子どもの自尊心を伸ばそう」の弊害

幸福な人生を送るためには「自尊心（self-esteem）」が重要だとされる。「自己評価が低いことが不安やうつの原因になる」「自分を愛せないなら家族や恋人を愛せるはずがない」といわれれば、たしかに「なるほど」と思うだろう。

こうして欧米諸国で、「子どもの自尊心を伸ばそう」という熱病のような流行が起こった。しかしこの「自尊の時代」は、いまや終わろうとしている。子どもをほめてばかりいると、かえって逆効果になることがわかってきたからだ。イヤなこと、面倒なことをいっさいしなくてもほめられるなら、楽しいこと（一日じゅう部屋にこもってゲームに没頭とか）だけしかしなくなるのは当たり前だ。

心理学者が自尊感情に触れたがらなくなったもうひとつの理由は、それが「外見」に大きく影響されることが否定できなくなったからだ。誰もが気づいているだろうが、魅力的なひとは自尊感情が高く、そうでないひとは自尊感情が低い。

外見についての近年の研究では、魅力的な子どもは社交性が高く、適応能力にすぐれ、高い競争力を持っている。そして（この裏返しだが）、魅力的な子どもは親や教師、大人たちからポジティブに扱われる。

子どもは6～7歳で個人の魅力に差があることに気づき、女の子は8歳頃から自分の外見に自覚的になる。とりわけ現代社会では、メディアがきわめて極端な美の基準（やせていて尻が小さく、胸だけが大きい）を押しつけるため、アメリカの調査では「外見の不安がない」と答えた女性はわずか7％しかいなかった。[44]

「魅力的だと自尊心が高い」とすれば、「自尊心を高めるには魅力的になればいい」ということになる。こうして、魅力的でないのは努力していないからであり、自尊心が低いのは「自己責任」だとの風潮がつくられていく。

外見への不安は青年期にとりわけ大きく、過度なダイエットや摂食障害で餓死したり、重症のニキビが原因で自殺を図るような悲惨なことが起きる。それも「魅力的なわたし」になるためではなく、たんに友だち集団のなかで目立たなくなるためだけに。

44　ニコラ・ラムゼイ、ダイアナ・ハーコート『アピアランス〈外見〉の心理学　可視的差異に対する心理社会的理解とケア』福村出版だが女の子たちは、「美の抑圧」に一方的に打ちのめされているわけではない。そこで今回は、今どきの女の子がどのように魅力を「創造」しているかを見てみよう。久保友香氏（メディア環境学）はこれを「盛り」というキーワードで説明している。[45]

若い女性は外見について、①男性からモテる、②同性から高い評価を受ける、という2つの異なる目標を持っている。問題は、しばしば両者のあいだで引き裂かれることだ（男から見て魅力的な外見は、女集団では低く評価されることもある）。

そこで日本の女の子たちは、「守・破・離」の戦略をとっているのだと久保氏はいう。

「守」は型を守ること。女子高生は自由な服装ではなく、制服のような「型」によって友だち共同体との一体感を示すことを好む。

次いで「破」では、その型を（たとえば）足元だけルーズなソックスに変えて、わずかに崩すことで独自性（自分らしさ）を出す。

ところがこうした工夫は、ルーズソックスがたちまち日本じゅうの高校を席捲したように、すぐに陳腐化してしまう。こうして新しい「型」がつくられるのが「離」で、先端層が関心を失うとともに流行は終わる。

「守」と「破」の段階ではモテの要素が維持されているが、「離」の直前になると男から見てはまったく魅力的でなくなる。この過程をよく表わしているのが「コギャル」から「ガングロ（ゴングロ）」への変化だ。

1990年代半ばから渋谷のファッションビル（SHIBUYA109）を拠点に、「髪を茶色く、肌を焼き、リゾートファッション」というスタイルが流行した。これはアメリカ西海岸（サーファー文化）への憧れから生まれ、男の子にも人気があった。

ところがそれが雑誌に紹介され、全国に広がるなかで、肌を真っ黒に焼き、髪を脱色し、目の際を黒く、目の周りや鼻筋を白く塗る「ヤマンバ」と呼ばれる奇怪なファッションに変わっていった。

その理由は、当時の評論家が述べたような「ある種の武装」や「社会への反発」などではなかった。

ストリート系雑誌が渋谷の女子高生を紹介して部数を伸ばすと、編集者は被写体を探しにSHIBUYA109前の交差点に陣取って、信号が青に変わった瞬間、いちばん派手な女の子に駆け寄っていった。

45 久保友香『「盛り」の誕生　女の子とテクノロジーが生んだ日本の美意識』太田出版

［図表㉟］デカ目加工のプリクラ写真の例

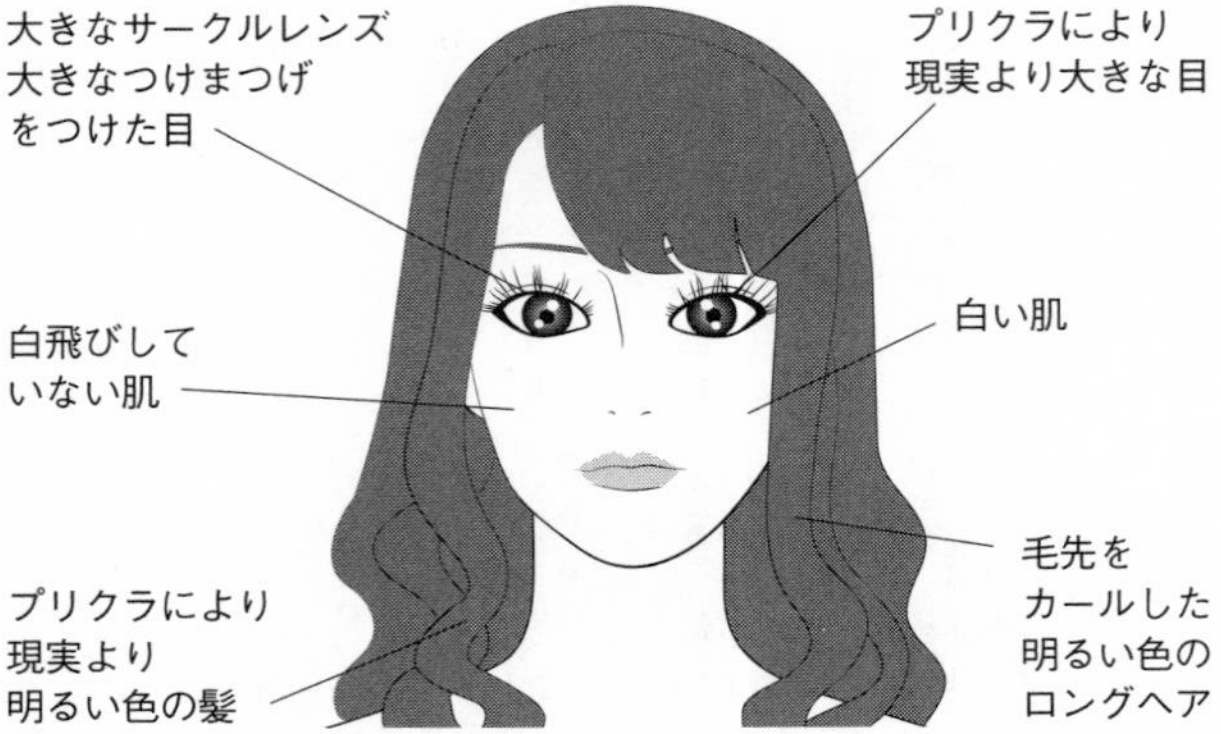

久保友香『「盛り」の誕生』より作成

インターネットがない時代には、ふつうの女の子が目立つには雑誌に出るしかなかった。だからこそ彼女たちのメイクは、交差点の向こうにいる雑誌編集者に一目でわかるように、異様なまでに過激化していったのだ（これは久保氏の卓見だと思う）。

２０００年代になると、女の子たちが魅力を競う舞台はネットに変わった。携帯ブログの全盛期には、つけまつげや（虹彩を大きく見せる）サークルレンズで外見を「加工」した自撮り写真をアップし、ブログのページビューを競うようになった（一般の女の子が１日に１００万ページビューを超えることもあった）。

ほぼ同時期に、ゲームセンターのプリクラ機に画像処理の機能が加わり、目を大きくできるようになった（図表㉟）。これが「盛る」で、男からは「詐欺だ」との批判もあったが、女の子の間では「より自分らしく見せるため」として（一定の範囲内であれば）許容されていた。

■増殖する「かわいい」のミーム

世界的にセルフィー（自撮り）が爆発的に広まるなかで、海外メディアでもこの「盛り」が注目されているのだが、久保氏によると、日本の女の子はもはや自撮りをしていないという。

その理由は、自撮り写真をTwitterなどに載せるのはリアル空間の友だちに見られて「恥ずかしい」からだ。また、携帯ブログは会員しかコメントできないよう制限されていたが、SNSはコミュニティ外の人間から「いつ反感を買うかわからないから怖い」のだという。デジタルネイティブの女の子たちは、ネットの怖さをちゃんとわかっているのだ。

そんな彼女たちの目下の関心は、ディズニーランドなど「インスタ映え」するスポットで、（顔を隠した）さまざまなコーディネートの写真を撮ってSNSにアップすることだ（これを「シーンの盛り」という）。

それを見た女の子から「どこで買った洋服？」と質問されたり、その写真が保存されることが重要視される。そこにあるのは、「真似されたい」という欲望だ。

「盛った」写真をインスタグラムに公開すると、別の子が真似して広がっていく。「こうやって、どんどんとつながっていくんです。おもしろい。はまっていきます」と彼女たちはいう。

リチャード・ドーキンスは『利己的な遺伝子』で、文化もまた遺伝子のように自己を増殖させていくとして「ミーム（文化遺伝子）」を提唱した。

「盛り」のカルチャーは、いまやアジアから世界へと広がっている。その最先端にいる日本の女の子たちは、「かわいい」というミームを世界じゅうに増殖させようとしているようだ。

32.〝触れてはいけない〟性愛のタブー

■「本能的な支配」とパワーの交換

ここまで「男と女はどれくらいちがう?」を見てきたが、最後に「政治的正しさ(ポリティカル・コレクトネス)」の関係でこれまで書けなかった話をまとめておこう。

性愛において、男には「性的支配」、女には「性的服従」の根強い嗜好がある。これはセックスのときに挿入するかされるかのちがいだが、そこに(批判を覚悟で)心理的な用語が使われているのには理由がある。異性愛の男はセックスで支配的に振る舞うことで興奮し、逆に女は服従することで興奮するという大量の研究があるからだ。

同様に進化心理学は、「男は同性間競争によって社会的な支配力(パワー)を獲得するよう進化し、それに合わせて女は支配的な男に魅力を感じるように進化した」という膨大なエビデンスを積み上げている。

当然のことながら、これには「男性中心主義的な文化による偏向だ」との反論がある。男は生得的に「支配的」で女は「服従的」だとはいえないが、社会的な支配と性的な支配

［図表㊱］BDSM小説とレイプ小説のちがい

BDSM小説でよく使われる語句	レイプ小説でよく使われる語句
私のご主人様	男（たち）
乗馬のムチ	ファック（性交）
はい女王様	お願いやめて
あなたの指（手）	ナイフ
革	２人の男
先生、私は〜	彼のペニス
チェーン	彼女のブラ

オギ・オーガス、サイ・ガダム『性欲の科学』より作成

のあいだの微妙な関係については、いまのところ「触れてはいけない」ことになっている。

これについて興味深い知見を提供してくれるのがSM（サディズムとマゾヒズム）プレイを楽しむひとたちだ（束縛Bondageと懲罰Disciplineを加えて「BDSM」ともいう）。

アダルトビデオでは、Sの男がMの女性を徹底的に辱《はずかし》めるテーマが好まれる。ここでは明らかに、性的な支配と社会的な支配が一致している。しかし実際のSMプレイでは、男がMになって性的に服従しつつ、S役の女性にどのように振る舞うかを指示することが多い（SMクラブのような風俗はほとんどこのパターンだ）。

ゲイ（男性同性愛者）では、挿入する側が「タチ」、される側が「ウケ」になるが、しばしばきわめて支配

的な男性が強烈なウケになる。ここでも同様に、支配と服従の分離が起きている。

図表㊱は、アメリカの官能小説サイトに掲載されていた「ＢＤＳＭ小説」と「レイプ小説」でよく使われる語句を比較したものだ。いずれも性的な支配と服従をテーマにしているが、そこにははっきりとしたちがいがある。[46]

レイプ小説には、「男（たち）」や「ファック（性交）」「ナイフ」「お願いやめて」など、性的な脅威を示す言葉が頻繁に使われている。それに対してＢＤＳＭ小説では、「私のご主人様」「はい女王様」「あなたの指（手）」など、二人の関係を表わす言葉が多く、あからさまな性的語句は見当たらない。

これはレイプ小説がより「本能的」な支配／服従関係を描いているのに対し、ＢＤＳＭ小説ではパワー（支配力）の交換がテーマになっているからだとされる。ヒトの脳は他の両性生殖の生き物よりはるかに高度に進化したので、単純な「性的支配／服従」の関係だけでなく、「支配と服従の役割を交換する」とか、「権威や権力を持つ側が服従する」とか、さまざまな方法で性的興奮を感じるようになったのだ。

46　オーガス、ガダム、前掲書

ヒトの性がどれほど多様だとしても、突き詰めれば、脳の快楽中枢が刺激されるかどうかの話になる。マゾヒストは辱められることで快感を得るが、これは屈辱を感じたときに興奮する脳の部位が性的快感の領域と重なっているからだ。ＳＭ愛好家が珍しくないことを考えると、こうした「混線」はよくあることらしい。

■脳の「誤読」

性の研究では、困惑するような事例がいくつも報告されている。たとえば、ナチスの強制収容所で両親を亡くしたある女性は、親衛隊の将校たちに全裸にされ、犯される夢想で「最高のオーガズム」を感じていた。

いかにもフロイトが喜びそうな話だが、これも同じく「脳の混線」で説明できる。不道徳なことをすると緊張で心臓がどきどきするが、この女性の場合は、なにかの偶然で、この心拍数の上昇を脳が性的興奮のサインと「誤読」しているのだ。そうなると、大きな性的快感を得るにはできるだけ不道徳な夢想をすればいいことになる。

フェティシズムは、女性の足やうなじ、耳など特定の部位に強烈な性的興奮を感じることだ。男の場合、思春期にテストステロン（男性ホルモン）が急上昇して、異性に強い性的関心を抱くように「設計」されている。このとき、たまたま強いエロスを感じた対象(女子生徒のスカートから伸びている美しい足、とか)があると、それが性的に刷り込まれる。

この「刷り込み説」はあまりに単純だと思うかもしれないが、フェティシズムの対象は思春期までに固定し、その後は変わらないことがわかっている(30代や40代になっていきなり〝足フェチ〟になることはない)。

「性的刷り込み」は、もっとずっと早い時期に起こるとの説もある。男子の4歳から9歳までは「敏感期」で、そこでエロスを感じた対象が脳に記憶される。それが思春期の男性ホルモンの洪水によって喚起されるというのだ。

いったんエロスの標的がロックされると、脳の報酬系はそれをひたすら追い求めるようになる。パラフィリア(性倒錯)とは、エロスの対象が社会的に認められているものから大きくずれてしまうことだ。

パラフィリアの男女比は(ゲイも含め)、99対1とされる。これは女性の方が性的に柔軟で、成長とともにエロスの対象を修正できるからのようだ。[47]

依存症というのは、アルコールやドラッグ、ギャンブルなど、社会的にも本人の人生にもマイナスにしかならないことに脳の報酬系が囚われてしまうことをいう。そのメカニズムはパラフィリアも同じで、「性依存症」という報酬系のトラブルだ。

マゾヒズムやフェティシズムは、パートナーとの同意のうえで楽しむのなら本人の自由だが、窃触障害（ちかん）や窃視障害（盗撮）になると深刻な問題を引き起こす。小児性犯罪は、もはや存在そのものが許されなくなりつつある。だが「刷り込み説」によれば、これはたまたま思春期（あるいは敏感期）に「不適切なエロス」が脳に刻み込まれた不運に端を発していることになる。

現代社会では、インターネットなどに大量のエロスが溢れている。そんな環境で育った男の子たちがどのような性的嗜好を持つようになるのかは、これから徐々に明らかになってくるだろう。

「利己的な遺伝子」は自らの複製を最大化するよう「ヴィークル（乗り物）」であるヒトを設計したのだから、性愛への欲望はとてつもなく強力だ。その意味では、男は全員が「性依存症」ともいえる。パラフィリアにならなかったとしたら、たんに幸運だったのだろう。

ここまで述べてきたように、テストステロンのレベルが低い女は、男のような強い性欲を持っていないが、その代わり「愛されたい」という欲望を埋め込まれている。

ということで、「男は強すぎる性欲に苦しみ、女は強すぎる共感力に苦しむ」というのが（とりあえずの）結論になった。明るい話でなくて申し訳ないが。

32. 〝触れてはいけない〟性愛のタブー

47 ジェシー・ベリング『性倒錯者 だれもが秘める愛の逸脱』化学同人

あとがき

日本でも世界でも「性愛」すなわちセックスと恋愛はひとびとの最大の関心事だ（感染症のような生命にかかわる危機を除けば）。しかしこのテーマは、小説や映画、マンガなどで情緒的に語られるだけで、これまで「科学」の俎上に載せられることがほとんどなかった。

ところが2000年代に入って状況は大きく変わり、アメリカやイギリスなどアングロスフィア（英語圏）の研究者（その多くが女性）を中心に、アカデミズムの世界でタブーとされてきた「性愛」の分野に果敢に切り込むものが増えてきた。

日本では不思議なことに、こうした研究はこれまでまったくといっていいほど紹介されてこなかった。それを残念に思っていたので、本書では彼ら／彼女たちの野心的な挑戦のなかから、私のような〝素人〟でも楽しめるものを集めてみた。もちろんすべてが正しいわけではなく、「ヒトの性愛」という複雑怪奇な現象を解明する長い道のりの記録だと思ってほしい。

理論的には重要だが、実験を面白く紹介できないものはあきらめざるをえなかったこともお断りしておく。たとえば、プレーリーハタネズミは「一夫一妻」で知られているが、乱婚のヤマハタネズミとは遺伝子がわずかしかちがわず、脳内ホルモン（神経伝達物質）であるバソプレッシンを遺伝子操作で変化させるだけで、好色なオスを純愛志向に（あるいは愛妻家を浮気者に）かんたんに変えることができる。


「男女の生物学的なちがい」は、アメリカでは保守派とリベラルの深刻なイデオロギー対立を引き起こしている。その背景にはさまざまなやっかいな事情があるのだろうが、ここでは「存在するものを存在しないと主張するのは無意味だ」と、「存在するものを過剰に強調してはならない」という中庸をとりたいと思う。リベラルな社会はLGBT（レズビアン、ゲイ、バイセクシャル、トランスジェンダー）など性的マイノリティを受け入れ「多様性」を重んじるが、男と女のちがいは私たちの社会にゆたかな多様性をもたらしているのだ。

本書で紹介したさまざまな研究を振り返ってあらためて感じるのは、「男と女では性愛の戦略が大きく異なる」ということだ。誤解を恐れずにいうならば、男は「単純」で女は「複雑」だ。

これは性愛において、男は「競争する性」、女は「選択する性」として進化してきたことから説明できる。

男は精子をつくるコストがきわめて低いので、なんの制約もなければ、出会った女と片っ端からセックスすればいい。それを阻むのが他の男の存在で、ライバルを蹴落とし、男社会の階層（ヒエラルキー）をひたすら上っていくことが唯一の戦略になる。チンパンジーと同じく、ヒトの社会でも最高位に上り詰めた男がもっとも多くの（そして魅力的な）女の性愛を獲得できるのだ。

それに対して女は、子どもを産み育てるコストがきわめて大きいので、誰の子どもを産み、誰といっしょに育てるかを慎重に計算しなくてはならない。それと同時に、最大の脅威である「男の暴力」からいかにして身を守るかも考えなくてはならない。このようにして、生理の周期によって男の好みが変わったり、身体的に興奮しても脳は性的快感を感じないなどの複雑なシステムが進化したのだろう。

ここで問題になるのは、原理的に、「単純」なものは「複雑」なものを理解できないということだ。だからこそ、男にとって女は「永遠の謎」なのだろう。

しかし逆に、「複雑」なものなら「単純」なものを理解できるかもしれない。これが、しばしば女が男に合わせることになる理由だ……というのはやっぱりダメですか。

本書は『週刊文春』に２０１９年４月から２０２０年２月まで連載した「臆病者のための楽しい人生１００年計画　性愛編」を一部加筆・訂正のうえまとめました。

２０２０年５月25日　橘　玲

橘　玲（たちばな　あきら）

1959年生まれ。作家。2002年、国際金融小説『マネーロンダリング』でデビュー。同年、「新世紀の資本論」と評された『お金持ちになれる黄金の羽根の拾い方』が30万部を超えるベストセラーに。『言ってはいけない　残酷すぎる真実』で2017新書大賞受賞。近著に『上級国民／下級国民』『2億円と専業主婦』『人生は攻略できる』など。

文春新書

1265

女《おんな》と男《おとこ》　なぜわかりあえないのか

2020年6月20日　第1刷発行

著　者　橘　玲
発行者　大松芳男
発行所　株式会社　文藝春秋

〒102-8008　東京都千代田区紀尾井町3-23
電話（03）3265-1211（代表）

印刷所　理想社
付物印刷　大日本印刷
製本所　大口製本

定価はカバーに表示してあります。
万一、落丁・乱丁の場合は小社製作部宛お送り下さい。
送料小社負担でお取替え致します。

ISBN978-4-16-661265-9

◆考えるヒント

聞く力 阿川佐和子
叱られる力 阿川佐和子
看る力 阿川佐和子 大塚宣夫
断る力 勝間和代
選ぶ力 五木寛之
70歳！ 五木寛之 釈 徹宗
生きる悪知恵 西原理恵子
家族の悪知恵 西原理恵子
ぼくらの頭脳の鍛え方 立花 隆 佐藤 優
人間の叡智 佐藤 優
サバイバル宗教論 佐藤 優
寝ながら学べる構造主義 内田 樹
私家版・ユダヤ文化論 内田 樹
誰か「戦前」を知らないか 山本夏彦
民主主義とは何なのか 長谷川三千子
丸山眞男 人生の対話 中野 雄

勝つための論文の書き方 鹿島 茂
世界がわかる理系の名著 鎌田浩毅
〈東大・京大式〉頭がよくなるパズル 東大・京大パズル研究会 東田大志・
〈東大・京大式〉頭がスッキリするパズル 東大・京大パズル研究会 東田大志・
つい話したくなる 世界のなぞなぞ のり・たまみ
成功術 時間の戦略 鎌田浩毅
一流の人は本気で怒る 小宮一慶
イエスの言葉 ケセン語訳 山浦玄嗣
なにもかも小林秀雄に教わった 木田 元
何のために働くのか 寺島実郎
「強さ」とは何か。 鈴木義孝・構成 宗 由貴・監修
日本人の知らない武士道 アレキサンダー・ベネット
勝負心 渡辺 明
迷わない。 櫻井よしこ
議論の作法 櫻井よしこ
男性論 ECCE HOMO ヤマザキマリ
四次元時計は狂わない 立花 隆
知的ヒントの見つけ方 立花 隆

無名の人生 渡辺京二
中国人とアメリカ人 遠藤 滋
脳・戦争・ナショナリズム 中野剛志・中野信子・適菜 収
不平等との闘い 稲葉振一郎
プロトコールとは何か 寺西千代子
それでもこの世は悪くなかった 佐藤愛子
珍樹図鑑 小山直彦
対論「炎上」日本のメカニズム 佐藤健志 藤井 聡
安楽死で死なせて下さい 橋田壽賀子
世界はジョークで出来ている 早坂 隆
一切なりゆき 樹木希林

◆教える・育てる

幼児教育と脳　澤口俊之
子どもが壊れる家　草薙厚子
人気講師が教える理系脳のつくり方　村上綾一
英語学習の極意　泉　幸男
語源でわかった！英単語記憶術　山並陞一
語源の音で聴きとる！英語リスニング　山並陞一
外交官の「うな重方式」英語勉強法　多賀敏行
ブラック奨学金　今野晴貴
文部省の研究　辻田真佐憲
僕たちが何者でもなかった頃の話をしよう　山中伸弥・羽生善治・是枝裕和・山極壽一・永田和宏
続・僕たちが何者でもなかった頃の話をしよう　池田理代子・平田オリザ・彬子女王・大隅良典・永田和宏

◆サイエンス

サイコパス　中野信子
不倫　中野信子
「大発見」の思考法　山中伸弥・益川敏英
生命はどこから来たのか？　松井孝典
数学はなぜ生まれたのか？　柳谷　晃
ねこの秘密　山根明弘
粘菌　偉大なる単細胞が人類を救う　中垣俊之
ティラノサウルスはすごい　土屋　健・小林快次監修
アンドロイドは人間になれるか　石黒　浩
植物はなぜ薬を作るのか　斉藤和季
超能力微生物　小泉武夫
秋田犬　宮沢輝夫

(2018. 12) E

◆こころと健康・医学

◆社会と暮らし

◆食の愉しみ

- 発酵食品礼讃　小泉武夫
- 毒草を食べてみた　植松　黎
- 中国茶図鑑（カラー新書）　工藤佳治　俞向紅　写真・丸山洋平
- チーズ図鑑（カラー新書）　文藝春秋編
- ビール大全　渡辺　純
- イタリアワイン㊙ファイル　ファブリツィオ・グラッセッリ
- スタア・バーのカクテルブック　岸　久
- 一杯の紅茶の世界史　磯淵　猛
- 辰巳芳子 スープの手ほどき 和の部　辰巳芳子
- 辰巳芳子 スープの手ほどき 洋の部　辰巳芳子
- 新版 娘につたえる私の味 一月～五月　辰巳浜子 辰巳芳子
- 新版 娘につたえる私の味 六月～十二月　辰巳浜子 辰巳芳子
- 小林カツ代のお料理入門　小林カツ代
- 小林カツ代のお料理入門 ひと工夫編　小林カツ代
- フレンチの王道　井上　旭　神山典士・聞き手
- 日本のすごい食材　河﨑貴一

- 歴史の中のワイン　山本　博

◆スポーツの世界

- 植村直己 妻への手紙　植村直己
- イチロー・インタヴューズ　石田雄太
- プロ野球「衝撃の昭和史」　二宮清純
- サッカーと人種差別　陣野俊史
- 新日本プロレス12人の怪人　門馬忠雄
- 全日本プロレス超人伝説　門馬忠雄
- 外国人レスラー最強列伝　門馬忠雄
- 巨人軍「闇」の深層　西﨑伸彦
- 野球バカは死なず　江本孟紀
- 最強のスポーツビジネス　池田　純　スポーツ・グラフィック ナンバー編
- 箱根駅伝 強豪校の勝ち方　碓井哲雄

◆アートの世界

丸山眞男 音楽の対話　中野 雄
小澤征爾 覇者の法則　中野 雄
ジャズCDの名盤　悠 雅彦・稲岡邦弥・福島哲雄
新版 クラシックCDの名盤　宇野功芳・中野 雄・福島章恭
新版 クラシックCDの名盤 演奏家篇　宇野功芳・中野 雄・福島章恭
クラシックCDの名盤 大作曲家篇　宇野功芳・中野 雄・福島章恭
ウィーン・フィル 音と響きの秘密　中野 雄
モーツァルト 天才の秘密　中野 雄
ストラディヴァリとグァルネリ　中野 雄
ボクたちクラシックつながり　青柳いづみこ
外国映画 ぼくの500本　双葉十三郎
うほほいシネクラブ　内田 樹
黒澤明が選んだ100本の映画　黒澤和子編
日本刀　小笠原信夫
岩佐又兵衛　辻 惟雄
春画入門　車 浮代

天才と名人 中村勘三郎と坂東三津五郎　長谷部 浩
天才 勝新太郎　春日太一
鬼才 五社英雄の生涯　春日太一
宮大工と歩く奈良の古寺　小川三夫 塩野米松・聞き書き
僕らが作ったギターの名器　椎野秀聰
今夜も落語で眠りたい　中野 翠
ラジオのこころ　小沢昭一
巨大アートビジネスの裏側　石坂泰章
北斎漫画入門　浦上 満
週刊文春「シネマチャート」全記録　週刊文春編
スポーツ映画トップ100　芝山幹郎
ベートーヴェンを聴けば世界史がわかる　片山杜秀
日本プラモデル六〇年史　小林 昇

文春新書好評既刊

橘 玲
臆病者のための億万長者入門
保険、宝くじ、為替、株、投資信託、不動産投資……。大好評『臆病者のための株入門』の著者が賢いお金の殖やし方を指南します
970

中野信子
サイコパス
クールに犯罪を遂行し、しかも罪悪感はゼロ。そんな「あの人」の脳には隠された秘密があった。最新の脳科学が解き明かす禁断の事実
1094

岩波 明
天才と発達障害
モーツァルト、アインシュタイン、芥川龍之介……天才の圧倒的かつ特異な能力はどこから生まれてくるのか? 精神医学の謎に迫る!
1212

信田さよ子
依存症
酒、ギャンブル、薬、買物——何かに依存したいのはあなただけじゃない。時代に振り回された挙句に行き詰まった日本人共通の病!
108

中野京子
欲望の名画
激しい愛情、金銭への異常な執着、飽くなき野心……。誰もが知っている名画に隠された人間の欲望を大胆に読み解く
1228

文藝春秋刊